LETTRES

ADRESSÉES

A M. LE COMTE D'ARGOUT,

PAIR DE FRANCE,

MINISTRE DU COMMERCE ET DES TRAVAUX PUBLICS.

I

Se trouve aussi à Paris :

Chez MM. BAILLIÈRE, libraire, rue de l'École-de-Médecine, n° 13 ;
CROCHARD, libraire, rue de l'École-de-Médecine, n° 13.

A Bruxelles :

A la LIBRAIRIE PARISIENNE, rue de la Madeleine.

IMPRIMÉ CHEZ PAUL RENOUARD,
RUE GARENCIÈRE, N° 5.

Du Choléra-Morbus en Russie, etc.

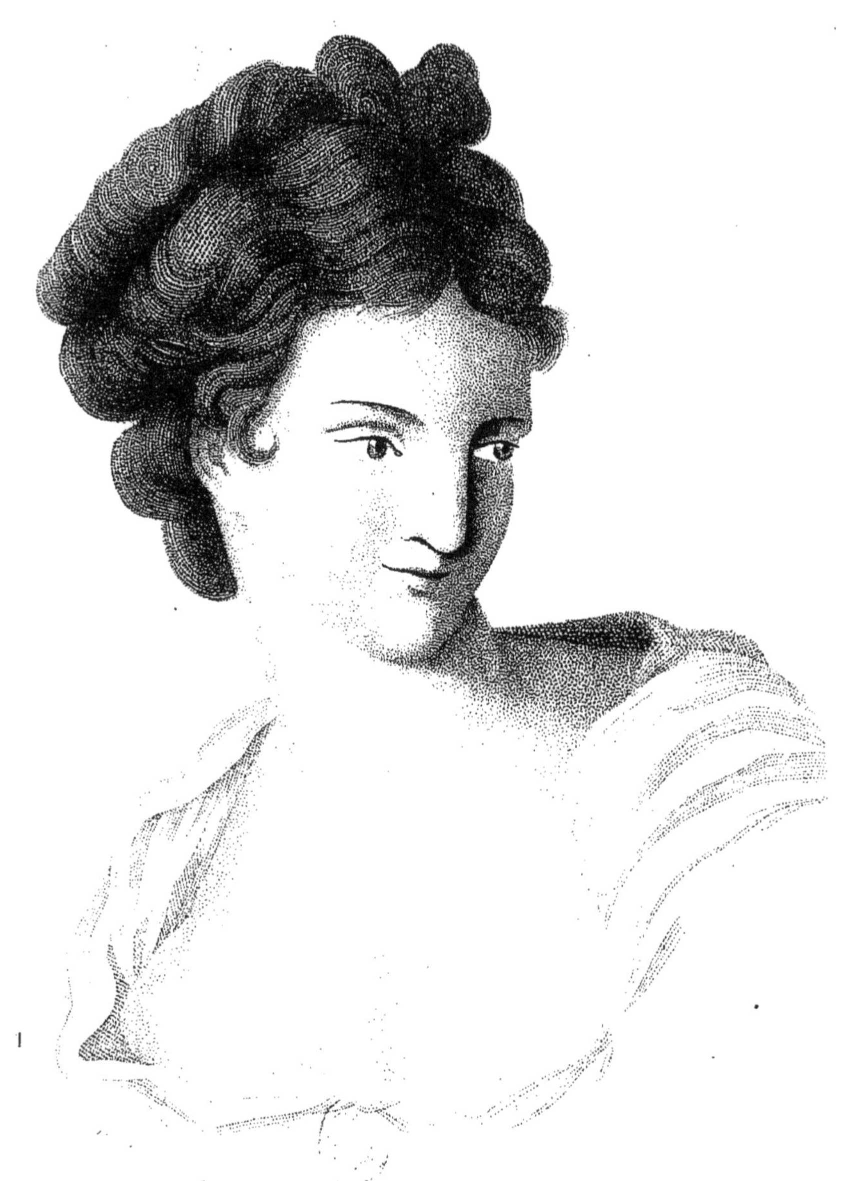

1 2

Jeune femme de Vienne,
âgée de 23 ans.

le D.r Jos. Mém. Schneider.

Mell.e Gaimard et Gérardin.

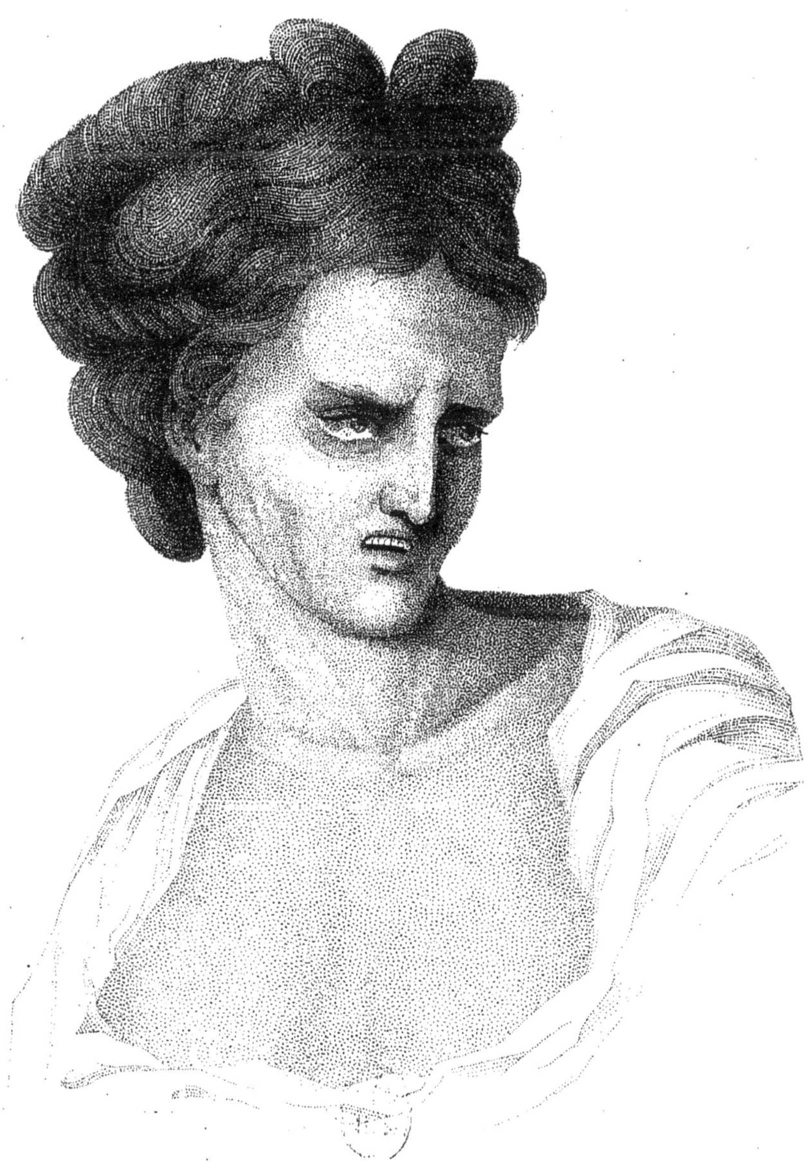

La même, 1 heure après l'invasion du Choléra, et 3/4 d'heure avant sa mort.

Gravé par Coq.s

DU
CHOLÉRA-MORBUS
EN RUSSIE,
EN PRUSSE ET EN AUTRICHE,

PENDANT

LES ANNÉES 1831 ET 1832;

PAR

MM. AUGUSTE GERARDIN ET PAUL GAIMARD,

MEMBRES ET COMMISSAIRES DE L'ACADÉMIE ROYALE DE MÉDECINE,
ENVOYÉS EN RUSSIE PAR LE GOUVERNEMENT FRANÇAIS, POUR ÉTUDIER LE CHOLÉRA-MORBUS.

Avec deux figures gravées et coloriées.

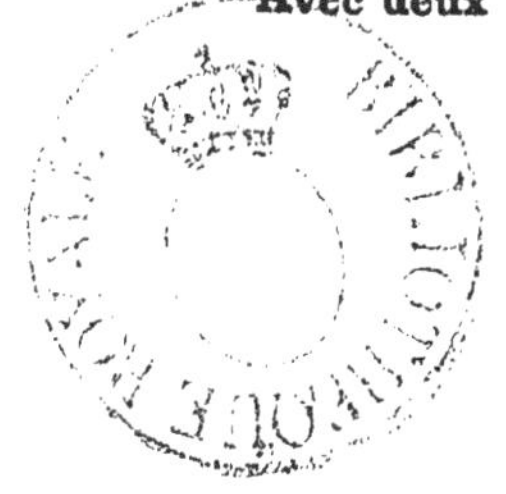

PARIS.
F.-G. LEVRAULT, LIBRAIRE,
RUE DE LA HARPE, N° 81,
ET MÊME MAISON, A STRASBOURG.
1832.

DU

CHOLÉRA-MORBUS

EN RUSSIE,

EN PRUSSE ET EN AUTRICHE,

PENDANT

LES ANNÉES 1831 ET 1832;

A Messieurs

Les Membres

de l'Académie royale de Médecine.

Si, en justifiant les suffrages dont vous nous avez honorés, nous avons pu être de quelque utilité à notre pays, notre ambition sera complètement satisfaite.

P. Gaimard. — A. Gerardin.

AVERTISSEMENT.

En mai 1831, le Gouvernement voyant que le choléra-morbus continuait à faire des progrès en Europe, prit la résolution d'envoyer en Pologne et en Russie, deux commissions médicales *pour étudier cette maladie et chercher les moyens d'en arrêter les progrès.* M. le Ministre du commerce et des travaux publics invita l'Académie royale de Médecine, à choisir les membres de ces deux commissions. L'élection se fit au scrutin, et nous fûmes désignés pour la Russie. Nous avons, autant qu'il dépendait de nous, cherché à remplir les devoirs que nous imposait une nomination aussi honorable; et nous devons nous féliciter d'avoir évité les écueils de plus d'un genre, que nous offraient, à l'époque actuelle, quelques-uns des pays que nous venons de parcourir. Pour toute instruction, le ministère nous avait dit d'aller en Russie, et *de suivre en tout ce qui nous serait inspiré par nos lumières et par notre zèle.* Une instruction aussi large était sans doute bien préférable à des détails nombreux, fort difficiles à donner de si loin, et que nous aurions pu trouver inexécutables.

Nos passeports ne nous furent délivrés que le 13 juin : le 14, nous étions en route pour Berlin. Nous dûmes, à quelques heures de séjour à Weimar, l'insigne honneur d'être reçus par Gœthe. Ce noble vétéran de la littérature allemande, nous accueillit de la manière la plus gracieuse; il s'entretint avec nous de notre voyage en Russie; et, constamment fidèle à son amour pour les sciences naturelles, il nous dit un mot des dernières expéditions de découvertes et des îles madréporiques de la mer du Sud.

Avant d'arriver à Saint-Pétersbourg, nous traversâmes successivement l'Allemagne, le Dannemarck, la Suède et la Finlande. Partout nous avons eu à nous louer de la réception qui nous a été faite par les médecins et par les naturalistes : à Weimar, à Iéna, comme à Berlin, Hambourg, Lubeck, Copenhague, Upsal et Stockholm. Notre séjour en Russie, et notre retour par la Prusse, l'Autriche, la Bavière et le Wurtemberg ont été marqués par les mêmes égards. On le concevra facilement, lorsqu'on saura, qu'indépendamment de la nature de notre mission, nous étions recommandés, dans presque toutes les capitales, par MM. Cuvier, Humboldt, Geoffroy-Saint-Hilaire et Rudolphi.

A notre arrivée à Saint-Pétersbourg, notre confrère, M. Hippolyte Cloquet, eut le malheur de tomber malade. Nous fîmes le voyage de Revel; et c'est de ce moment que date notre séparation : nos travaux n'ont pu dès-lors être communs; et notre retour même s'est effectué isolément, M. Cloquet ayant quitté la Russie pendant que nous étions encore à Moscou.

Dans notre correspondance avec M. le Ministre du commerce, nous nous sommes scrupuleusement attachés à ne parler que de ce qui pouvait intéresser le gouvernement relativement au choléra, négligeant à dessein tout ce qui nous était personnel, ainsi que les observations que nous ne pouvions nous empêcher de faire sur l'état physique, moral, intellectuel et politique des différens pays que nous visitions. Nous n'avons rien dit non plus sur l'état actuel des sciences naturelles et médicales, sur les établissemens aussi nombreux que brillans qui en dépendent, et que nous avons examinés avec soin dans tout le nord de l'Europe. C'est là que nous avons eu le bonheur de voir et d'apprécier quelques-uns de ces hommes rares qui, dans la retraite, cultivent la science pour elle-même, et non pour les applaudissemens de la multitude.

Comme médecins, nous avons été satisfaits de pouvoir multiplier, renouveler et vérifier nos observations sur un grand nombre de points différens, depuis les bords de la Moskwa, du Volga et de la Baltique, jusqu'à ceux de la Sprée, de l'Oder et du Danube.

Comme Français, une émotion profonde a dû s'emparer de nous, à l'aspect des champs glorieux d'Iéna, de Friedland, d'Austerlitz et de Wagram, et surtout à la vue de ce merveilleux spectacle que présente la ville poétique du Nord, lorsque, au lever du soleil, et sous l'impression de grands et douloureux souvenirs, on peut l'admirer, en silence, du haut de la tour du Grand-Ivan.

Sur le point de quitter la Russie, nous crûmes ne pas pouvoir accepter une invitation royale qui nous fut faite : le roi de Suède avait desiré notre présence à Stockholm, où l'on s'attendait chaque jour à voir arriver le choléra. M. le marquis de Dalmatie, ministre de

France, près de ce souverain, écrivit à Paris pour que nous fussions dirigés sur la ville de Stockholm. M. le Ministre des affaires étrangères nous laissa parfaitement libres à cet égard; et, comme la maladie n'était pas encore en Suède, nous dûmes préférer, au bon accueil qui nous y attendait, le devoir de compléter notre mission, en suivant la route qui nous présentait de nouveaux faits à recueillir, et qui nous permettait de pouvoir être plus promptement utiles à notre pays.

Nous avons fait précéder notre correspondance par les lettres que nous avons reçues de M. le comte d'Argout et de M. le général Sébastiani. On pourra voir de cette manière, les instructions qui nous ont été données, le compte rendu de notre mission et jusqu'aux détails pécuniaires du voyage. Nous devons ajouter qu'à notre arrivée à Paris, ayant vu le peu de succès qu'avait obtenu ce que nous avions écrit sur le chlore et ses préparations

(*Pages* 100 et 101), nous ne remîmes point au ministère notre dernière lettre, qui était d'ailleurs entièrement médicale; nous bornant à en donner, de vive voix, les détails les plus importans, à l'Académie royale de Médecine, dans la séance du 3 avril dernier.

Paris, le 5 mai 1832.

P. Gaimard. — A. Gerardin.

PIÈCES JUSTIFICATIVES.

Les frais de voyage de chacun des membres de la commission sont fixés à cinq francs par poste; les frais de séjour seront calculés à raison de quinze francs par jour.

J'ai donné des ordres pour faire mettre immédiatement à votre disposition une somme de six mille francs pour les frais du voyage de la commission jusqu'à....

Un crédit vous sera ouvert chez le consul de France, lorsque vous serez arrivé à votre destination.

Le prix des médicamens, des réactifs, des instrumens de chirurgie que les membres de la commission jugeront utile d'emporter avec eux sera payé sur les fonds de mon ministère; je n'ai pas besoin de vous recommander de se borner au strict nécessaire.

Je vous invite, monsieur, à vous présenter chez M. le Ministre des affaires étrangères, qui fera donner aux membres de la commission les instructions et les passeports dont ils ont besoin; je desire que vous vous mettiez en mesure de partir sans aucun délai.

J'ai la confiance que la commission que vous présidez s'attachera à justifier le choix dont elle a été l'objet, et qu'elle ne négligera rien pour remplir dignement la tâche honorable et difficile qui lui est imposée.

Agréez, monsieur, l'assurance de ma considération distinguée,

Le pair de France, ministre du commerce et des travaux publics,

Signé, Comte d'Argout.

Ministère des Affaires étrangères.

Paris, le 11 juin 1831.

L'Académie de Médecine de Paris vous a désigné, monsieur, pour former avec MM. Hippolyte Cloquet et Gaimard, la commission médicale qui doit aller en Russie, étudier le choléra-morbus; et cette commission a été placée sous votre présidence.

En conséquence, d'après le desir que m'a exprimé M. le Ministre du commerce et des travaux publics, j'ai l'honneur de vous adresser, ci-jointe, avec votre passeport et ceux de vos collègues, une lettre de recommandation pour l'ambassadeur du roi à Saint-Pétersbourg : elle assurera à chacun de vous la protection que la nature de votre mission et votre dévoûment vous donnent droit d'attendre.

Je n'ai d'autre instruction à vous donner, monsieur, que celle de suivre en tout ce qui vous sera inspiré par vos lumières et votre zèle. Je n'ai pas besoin d'ajouter que tous mes vœux sont pour le succès de vos efforts.

Agréez, monsieur, l'assurance de ma considération distinguée,

Signé, Horace Sébastiani.

Ministère du Commerce et des Travaux publics.

Paris, le 11 juin 1831.

Monsieur, d'après les observations que vous avez présentées, j'ai porté à neuf mille francs les avances qui vous seront faites pour le voyage de la commission que vous présidez. Cette somme vous sera payée immédiatement à la caisse du ministère. Vous sentez, monsieur, que vous devez vous considérer comme responsable des sommes qui sont remises entre vos mains et de l'emploi qui en sera fait; que, conformément à l'arrêté dont je vous ai donné communication, vons devez établir toutes les dépenses sur le pied de cinq francs par poste et de quinze francs par jour pour frais de séjour.

Vous voudrez bien m'adresser de quinze en quinze jours un état de vos dépenses, avec les quittances de chacun des membres de la commission à qui vous aurez remis de l'argent.

Lorsque vous aurez épuisé les fonds que vous emportez, vous pourrez vous adresser au consul de France à Saint-Pétersbourg, qui vous fera remettre les sommes nésaires pour les dépenses ultérieures de votre mission.

J'espère, au reste, monsieur, que vous aurez soin de me rendre un compte exact de la marche et des opérations de la commission que vous présidez. Je ne puis vous prescrire, en ce moment, une limite précise quant à la durée, ou quant à l'étendue de votre voyage. Vous reconnaîtrez la nécessité d'arriver au but par la voie la plus directe et la plus sûre, et d'après les avis qui me seront transmis, je m'empresserai de vous donner les instructions dont vous pourrez avez besoin.

Comme il importe surtout de mettre de l'harmonie et de l'unité dans les travaux de la commission, je pense que, tout en conservant la direction de ces travaux, vous devez, en cas de dissentiment, vous en rapporter, lorsqu'il y aura urgence, à l'avis de la majorité de vos collègues, sauf à en référer à ma décision, toutes les fois que le temps et la nature des mesures à prendre vous permettront d'y recourir.

Agréez, monsieur, l'assurance de ma considération distinguée,

Pour le Ministre et par son autorisation, le secrétaire-général,

Signé, Edmond Blanc.

Ministère du Commerce et des Travaux publics.

Paris, le 24 avril 1832.

Monsieur, j'ai mis sous les yeux du Ministre le compte de recettes et de dépenses que vous lui avez adressé conjointement avec M. Gaimard, à votre retour de la mission dont vous avez été chargés tous deux, avec M. Hip. Cloquet, à l'effet d'observer le choléra-morbus en Russie.

La première partie de ce compte s'applique aux trois membres de la commission, qui ont voyagé ensemble jusqu'à Saint-Pétersbourg. Il en résulte que, dans ce voyage,

vous avec reçu ensemble.	10,825 f.	
et dépensé.	10,094	50
Excédant en recette. . . .	730	50

Les dépenses de la commission ayant cessé d'être communes à Saint-Pétersbourg, vous avez reçu avec M. Gaimard, depuis votre arrivée dans la capitale de la Russie jusqu'à votre retour à Paris, y compris votre part de

l'excédant ci-dessus indiqué.	15,429 f.	15 c.
Vous avez dépensé.	18,111	15
Excédant de dépenses. . . .	2,682	
De plus, vous avez dépensé à Paris, pour solder le prix de la calèche, que vous aviez achetée, pour gravures, frais de traductions, etc.	858	
Il est dû, d'après ce calcul, à M. Gaimard et à vous.	3,540	

Le ministre a remarqué, monsieur, que vous avez porté dans votre compte diverses dépenses, qu'il n'avait point autorisées par la décision qui avait fixé à 5 fr. par poste vos frais de voyage, et 15 fr. par jour vos frais de séjour. Son attention s'est portée particulièrement sur les locations de voitures, dans les villes où vous avez séjourné, sur l'achat de deux pelisses à Saint-Pétersbourg, sur l'achat de livres et de cartes, sur l'acquisition d'une calèche, etc. Toutefois, ces diverses dépenses lui ayant paru suffisamment justifiées par les explications que vous lui avez données, et le calcul des postes et des journées de séjour étant d'ailleurs établi avec une stricte exactitude, il a cru devoir approuver définitivement votre compte, et il a décidé que la somme de 3,540 fr., restant due à M. Gaimard et à vous, serait payée sur les fonds du ministère.

Vous voudrez bien faire remettre, dans mes bureaux, les ouvrages et les cartes que vous vous êtes procurés aux frais du ministère, pour que je les fasse déposer, soit aux archives de l'Académie royale de Médecine, soit à celles du Conseil supérieur de santé.

En vous faisant part de cette décision, je saisis avec plaisir l'occasion de vous exprimer, ainsi qu'à votre collègue, toute la satisfaction du ministre, pour le zèle que vous avez apporté dans l'accomplissement de la mission pénible qui vous avait été confiée.

Agréez, monsieur, l'assurance de ma considération très distinguée,

Le conseiller d'état, vice-président du conseil supérieur de santé,

Signé, Hély-d'Oissel.

DU CHOLÉRA-MORBUS EN RUSSIE, EN PRUSSE ET EN AUTRICHE,

PENDANT LES ANNÉES 1831 ET 1832.

A M. LE COMTE D'ARGOUT,

PAIR DE FRANCE, MINISTRE DU COMMERCE ET DES TRAVAUX PUBLICS.

I.

Saint-Pétersbourg, le 15 août 1831.

MONSIEUR LE MINISTRE,

Partis de Paris le 14 juin, nous sommes arrivés à Saint-Pétersbourg le 10 août. La longueur de ce retard, dont nous avons subi tous les ennuis, est due aux circonstances suivantes:

D'après les avis motivés des légations de France et de Russie à Berlin, nous nous étions rendus à Lubeck, afin de nous embarquer sur le pyroscaphe établi entre cette ville et Saint-Pétersboug. Si ce voyage avait pu s'effectuer ainsi, nous serions parvenus à notre destination dans les premiers jours du mois de juillet.

Mais notre espoir fut trompé. Ce bâtiment, attendu avec tant d'impatience, apporta la nouvelle de l'apparition du choléra-morbus à Saint-Pétersbourg. Dès-lors toute communication fut brusquement interrompue entre cette capitale et Lubeck, et le bâtiment, porteur de ce triste message, fut obligé de se réfugier en Suède, pour y faire sa quarantaine.

Il ne nous restait plus d'autre voie, pour atteindre notre but, que de nous diriger sur la rive opposée de la Baltique. Nous n'hésitâmes point à prendre cette détermination, et nous traversâmes successivement le Dannemark, la Suède et la Finlande; mais ce voyage fut long, pénible, dispendieux, interrompu par des séjours forcés que provoquèrent les formalités relatives, à nos passe-ports, à nos médicamens, etc.

Nous sommes enfin à Pétersbourg, où nous espérons remplir l'objet de notre mission. L'entrée dans les hôpitaux civils et militaires, nous a été immédiatement accordée, en sorte que, dès les premiers jours de notre arrivée, nous avons pu reconnaître et signaler les traits distinctifs de la maladie régnante. Un vaste champ d'observations est encore ouvert devant nous : nous espérons que, pour le parcourir avec quelque succès, nos efforts ne seront point impuissans.

En outre, ayant appris que le choléra venait d'éclater à Revel, en Esthonie, nous avons demandé l'autorisation de nous rendre dans cette ville. Pendant que nous allons remplir cette intéressante mission, M. Cloquet restera ici pour suivre et continuer nos observations.

M. le duc de Mortemart, dont la bienveillance nous est si chère, et dont les conseils nous ont été si précieux, a bien voulu s'occuper des détails de notre voyage et de nos dépenses. Nous sommes prêts à justifier l'emploi des fonds qui nous ont été confiés.

Nous espérons, dans quelque temps, monsieur le Ministre, fixer toute votre attention sur l'action des causes physiques et morales qui favorisent le développement de cette maladie; sur les heureux succès des secours à domicile, enfin sur le sentiment de terreur et d'effroi qu'inspirent les moyens que l'on croit répressifs de la contagion.

Nous sommes avec respect, etc.

II.

Saint-Pétersbourg, le 18 septembre 1831.

MONSIEUR LE MINISTRE,

Nous sommes de retour de Revel. Avant d'exposer les résultats de cette mission, nous commencerons par remercier le gouvernement russe de la bienveillance dont il nous a honorés dans cette nouvelle circonstance. Non-seulement il nous entoura de tous les moyens propres à assurer le succès de notre voyage, mais encore il fit taire, en notre faveur, les lois de la quarantaine, établie alors entre Pétersbourg et Revel.

Revel, capitale du gouvernement de l'Esthonie, est remarquable par sa position et par la salubrité de son climat. Confiante dans la sévérité des mesures sanitaires qui l'entouraient de toutes parts, elle espérait échapper au fléau qui avait frappé autour d'elle Riga, Pskow et Pétersbourg. C'est au milieu de cette sécurité qu'elle a été surprise par le choléra le 8 août (27 juillet, vieux style).

A l'apparition de cette maladie, le peuple de Revel, semblable à celui des autres cités russes, reste persuadé qu'il a été empoisonné; sa défiance devient extrême; il repousse les secours de l'art, refuse jusqu'aux alimens qu'on lui distribue, éprouve une aversion insurmontable pour les hôpitaux, et commence à méconnaître la voix puissante de l'autorité.

Pendant ce temps, les familles aisées quittent la ville avec précipitation, et la privent ainsi de l'influence précieuse qu'elles exercent sur les diverses classes de la société; celles qui sont forcées de rester s'isolent avec un soin qui semble devenir l'idée fixe de leur existence. Les communications à l'extérieur sont brusquement anéanties, en sorte que, dans l'espace de quelques jours, la ville, frappée d'une terreur générale, se trouve réduite à ses propres ressources et forcée à des sacrifices immenses pour subvenir aux besoins pressans de sa population. Elle renferme ainsi les causes les plus actives pour le développement de la maladie que l'on cherche à combattre.

Cependant l'autorité espère encore arrêter les progrès du fléau, en isolant les individus sains de ceux qui sont en santé. Vous connaissez, monsieur le Ministre, les suites fâcheuses que ces mesures arbitraires ont excitées à Saint-Pétersbourg. A Revel, on céda avec prudence et modération à l'exigence du peuple qui voulait conserver les malades dans leurs habitations et les livrer, suivant son langage, aux arrêts de la fatalité.

La différence des résultats obtenus relativement aux individus traités à l'hôpital et à domicile, nous paraît digne d'intérêt sous le double point de vue administratif et médical.

Depuis le 8 août jusqu'au 26 du même mois (du 27 juillet au 14 août, vieux style), c'est-à-dire depuis l'invasion du choléra à Revel jusqu'à l'époque du *summum* de son intensité, il y a eu, sans compter les militaires, 397 malades : 149 ont été transportés à l'hôpital, et 248 ont été traités à domicile. Sur les 149, 100 ont succombé, tandis que sur les 248, 127 seulement ont péri. Quelle peut être la cause de cette énorme disproportion?... La voici :

L'autorité avait pensé que, non-seulement il fallait isoler les individus malades de ceux qui ne l'étaient point, mais encore qu'il était indispensable d'éloigner les premiers, autant que faire se pourrait. En conséquence, l'hôpital des cholériques fut établi sur la montagne appelée Lacsberg, dans un des bâtimens qu'on avait destinés à servir de casernes, et que leur extrême humidité avait fait abandonner. La pente de cette montagne est très rapide, en sorte que, pour arriver à l'hôpital, les voitures chargées de malades étaient forcées de faire un long détour à travers un chemin sablonneux. On peut estimer à plus d'une heure le temps nécessaire pour faire ce trajet depuis la ville. Si, à la longueur de ce voyage, on ajoute les fatigues qui en étaient inséparables, l'action des influences atmosphériques sur des corps plus ou moins glacés, enfin le temps qui s'était écoulé depuis l'invasion de la maladie, on se rendra compte de l'état désespéré dans lequel arrivaient les malades, et de la rapidité effrayante avec laquelle ils succombaient.

La cause de cette mortalité était trop évidente pour que l'autorité ne cherchât point à la faire disparaître. On s'empressa d'établir un nouvel hôpital temporaire dans le centre même du faubourg où se trouvait le plus grand nombre de malades. Cet hôpital fut confié aux soins éclairés du docteur Krause, et à l'administration active de M. Charles de Kotzebue. Sur 60 malades reçus dans cet établissement jusqu'à notre départ, 22 avaient succombé. Dans ce nombre se trouvaient comprises quelques personnes qui ont péri peu d'instans après leur arrivée, sans recevoir les secours de l'art.

La marche du choléra à Revel est identique à celle que ce fléau a suivie dans les autres villes de l'empire russe. C'est au moment où, ayant acquis son plus haut degré d'intensité, à l'époque par conséquent où les contacts sont le plus multipliés entre les individus malades et ceux qui ne le sont point; c'est à ce moment, disons-nous, que le nombre des personnes attaquées diminue avec une telle rapidité, que cette seconde période de la maladie n'est pas moins surprenante que la première.

Dès son apparition à Revel, la maladie a éclaté sur les points les plus opposés de la ville;

il a été impossible d'établir la ligne de communication suivie par le choléra pour atteindre des lieux aussi distans les uns des autres.

La même observation a été faite pour les malades traités à domicile. Pendant que le choléra épargnait des familles nombreuses, réunies, ou plutôt entassées sous le même toit, et qui avaient donné des soins à leurs parens ou à leurs amis, il allait frapper des personnes placées sur les habitations les plus élevées de la ville, et dont l'occupation de tous les instans était de perfectionner leur méthode d'isolement.

A Revel, comme partout ailleurs, la maladie a sévi sur la population malheureuse, soumise aux privations de la vie, fatiguée par des exercices pénibles, se livrant aux boissons alcooliques. On compte à peine vingt personnes qui, jouissant de quelque aisance, aient été victimes de cette affection; et encore la plupart d'entre elles s'étaient écartées du régime sévère auquel on doit s'astreindre pendant la durée de cette maladie.

A Revel, sur une population estimée alors à 10,000 habitans, il y avait eu, jusqu'à l'instant de notre départ (13 septembre),

494 malades dans la ville et les hôpitaux
et 260 militaires.
total 754 malades.

Sur ce nombre avaient succombé

290 habitans
et 160 militaires.
total 450 morts.

De tous les faits que nous venons d'exposer, et que nous avons été à portée de vérifier, soit par nous-mêmes, soit par des documens authentiques qui ont mérité notre confiance, nous sommes en droit de tirer les conclusions suivantes :

1° Le système de mesures sanitaires établi, soit aux frontières de l'empire russe, soit aux limites de ses divers gouvernemens, soit autour des villes et même dans leur intérieur, n'a pu arrêter la marche du choléra-morbus.

2° Sans infirmer les avantages, et surtout l'influence morale que peuvent exercer les quarantaines et les cordons sanitaires placés aux limites d'un vaste royaume tel que la France, nous déclarons, avec le sentiment d'une intime conviction, qu'il est aussi inutile que dangereux d'établir ces mesures dans l'intérieur des villes, d'isoler les quartiers, de cerner les maisons, d'arracher par la violence les malades de leur domicile, etc.

3° La marche progressive du choléra, de l'orient à l'occident, n'a pu être arrêtée jusqu'à présent ni par la puissance humaine, ni par celle des élémens. S'il paraît impossible d'empêcher son apparition dans les pays qu'il n'a point encore ravagés, les leçons de l'expérience et du malheur ont prouvé qu'on pouvait fortement diminuer le nombre de ses victimes.

4° L'organisation des hôpitaux temporaires et des secours à domicile peut seule conduire à ce consolant résultat; mais comme les bases de cette organisation reposent sur l'histoire médicale du choléra, nous les ferons connaître en même temps que les observations que nous avons recueillies sur cette maladie.

Nous avons l'honneur d'être, etc.

III.

Saint-Pétersbourg, le 23 septembre 1831.

Monsieur le Ministre,

Depuis notre retour de Revel nous sommes occupés à réunir et à coordonner les observations que nous avons recueillies sur le choléra-morbus. Ce travail nous a conduits à l'examen du mode de propagation de cette maladie : malgré l'obligation que nous nous étions imposée de ne jamais établir de questions pour chercher à les résoudre ensuite, nous avons été naturellement amenés sur le terrein où s'agite la question relative au caractère contagieux ou non contagieux de cette affection. Pour traiter ce grave sujet, nous avons suivi, avec une rigueur inflexible, les principes qui constamment nous ont guidés dans l'étude de cette maladie. Parmi ces principes, il en est un dont l'importance, dans l'état actuel des choses, ne peut être contestée ; c'est la vérification des faits avancés pour soutenir tel ou tel système. Nous avons commencé ce genre de recherches qui, malgré ses nombreuses difficultés, présente un si vif intérêt dans le vaste empire de Russie. Pour le continuer avec quelque succès, nous avons formé le projet d'aller à Moscou, capitale remarquable par ses relations commerciales avec tous les peuples de l'Orient.

M. le baron de Bourgoing, persuadé de l'utilité de ce voyage, a bien voulu l'autoriser. Nous partons demain avec l'intention d'un prompt retour.

Sans rien préjuger sur les résultats de ce voyage, nous pensons qu'il est de notre devoir, monsieur le Ministre, de vous engager à recevoir avec une extrême défiance toutes les relations qui se publient sur la marche du choléra en Europe. Dans plusieurs pays on a reconnu, mais trop tard, qu'elles n'avaient servi qu'à alimenter la fureur du fléau qui menace la France. Puisse une instruction salutaire la préserver de tous les malheurs dont nous avons été les témoins!

A notre retour de Moscou, nous nous dirigerons immédiatement sur la France, en suivant la route la plus favorable pour continuer la série et augmenter la masse de nos observations. Du reste nous sommes prêts à exécuter les ordres que vous voudrez bien nous transmettre.

Nous avons l'honneur d'être, etc.

IV.

Saint-Pétersbourg, le 16 octobre 1831.

MONSIEUR LE MINISTRE,

Nous sommes de retour de Moscou. Ce voyage, nous l'espérons, aura une heureuse influence sur le but de notre mission. Le corps médical de Moscou nous a accueillis avec la plus franche cordialité, et a mis à notre disposition les précieux documens qu'il a réunis sur le choléra-morbus.

Dès notre arrivée, nous nous rendîmes à l'hôpital de l'Ordinka, le seul qui reste pour le traitement des cholériques et dont le service médical est confié aux soins du docteur Delaunay. Là, nous eûmes occasion de rassembler de nouvelles observations sur la maladie qui nous occupe, de constater l'identité de cette maladie avec celle de Pétersbourg et de Revel, et de procéder à plusieurs autopsies cadavériques avec MM. Delaunay , Markus , Jœnichen, etc.

L'hôpital de l'Ordinka, qui avait été destiné à ne recevoir que des cholériques lors de l'épidémie de Moscou, fut désigné et ouvert le 18 décembre 1830 (vieux style) pour le traitement des individus attaqués soit du choléra, soit de toute autre maladie.

Depuis cette époque, ont été reçus dans cet hôpital 587 cholériques et 860 personnes atteintes de maladies diverses. Sur ces 860 malades , étrangers au choléra, pas un seul ne l'a gagné dans l'établissement, ou n'est revenu du dehors affecté de cette maladie.

Cependant cet hôpital n'est composé que d'un seul corps de logis, à trois étages communiquant entre eux par des escaliers placés dans l'intérieur des salles. Les gens de service sont les mêmes pour tous les malades; les diverses fournitures sont réparties sans aucune distinction d'individus , et le blanchissage de tout le linge se fait en commun par les mêmes personnes chargées de ce service.

De plus, les parens des malades obtiennent la permission d'entrer dans l'hôpital. Cette mesure, qui n'a porté aucun préjudice , a paru d'autant plus nécessaire qu'on a découvert que les gens de service spéculaient sur la crédulité des parens, intéressés à prendre des renseignemens sur l'état des malades. Plusieurs de ces personnes ont même demandé et obtenu l'autorisation de soigner elles-mêmes leurs proches ou leurs amis. Cette mesure d'humanité a produit les plus heureux effets sur les habitans de Moscou.

Enfin, sur 123 personnes attachées au service de l'hôpital, deux seulement ont été atteintes du choléra : ce sont un infirmier et une infirmière dont la conduite irrégulière avait été réprimandée : l'un et l'autre ont été guéris.

Voici le relevé des malades cholériques reçus à l'hôpital de l'Ordinka, depuis le mois de janvier 1831.

Janvier.

Hommes	17	guéris	5	morts	12
Femmes	9	—	3	—	6
Total	26	—	8	—	18

Février.

Hommes	7	guéris	2	morts	5
Femmes	3	—	1	—	2
Total	10	—	3	—	7

Mars.

Hommes	4	guéris	1	morts	3
Femmes	5	—	3	—	2
Total	9	—	4	—	5

Avril.

Hommes	2	guéris	»	morts	2
Femmes	»	—	»	—	»
Total	2	—	»	—	2

Mai.

Hommes	3	guéris	»	morts	3
Femmes	»	—	»	—	»
Total	3	—	»	—	3

Juin.

Hommes	115	guéris	45	morts	70
Femmes	65	—	29	—	36
Total	180	—	74	—	106

Juillet.

Hommes	72	guéris	31	morts	41
Femmes	43	—	21	—	22
Total	115	—	52	—	63

Août.

Hommes	82	guéris	27	morts	55
Femmes	66	—	23	—	43
Total	148	—	50	—	98

Septembre.

Hommes	20	guéris	7	morts	13
Femmes	14	—	5	—	9
Total	34	—	12	—	22

Ce tableau donne une idée exacte de la marche du choléra-morbus. Cette marche saccadée, tantôt brusque et rapide, tantôt lente et presque insensible, renverse tous les calculs relatifs à sa disparition de telle ou telle cité : au mois d'avril, 2 malades; au mois de mai, 3 malades seulement sont reçus à l'hôpital. N'était-on pas fondé à regarder comme très prochaine le cessation complète de ce fléau à Moscou? Cette croyance ne s'appuyait-elle pas sur la première invasion du choléra, qui avait eu lieu sur la fin de septembre 1830; sur son degré d'intensité pendant l'hiver; enfin sur sa terminaison lors du retour de la belle saison?

Ici, aucontraire, il épargne en hiver pour frapper en été; et si l'on remonte à l'état de l'atmosphère pendant le mois de juin 1831, on trouve seulement, pour expliquer ce phénomène, que le vent d'est a dominé pendant le cours de ce mois, et que le thermomètre tombait chaque nuit à zéro, ou à quelques lignes au-dessus de zéro.

Comme le choléra, sous le rapport de sa propagation, a été souvent assimilé à la peste, et qu'on s'est cru même autorisé à l'appeler *choléra-morbus pestilentiel*, nous avons pensé qu'il serait convenable de recueillir l'histoire médicale de la peste qui a sévi en 1771 à Moscou, sous le règne de l'impératrice Catherine. Le docteur Markus nous a singulièrement facilité ces recherches; s'étant occupé du même sujet, il nous a indiqué et montré les sources curieuses où ces documens devaient être puisés. Il est inutile d'ajouter qu'il ne peut exister aucun point d'analogie entre la marche du choléra et celle de la peste.

Nous avons vu ou réuni, avec un bien vif intérêt, toutes les pièces officielles relatives à l'organisation et aux travaux du conseil temporaire de médecine, présidé par S. Exc. le gouverneur-général prince Dmitri Galitzin. Ce conseil, par une conduite toujours calme, prudente et courageuse, a su préserver Moscou d'un fléau plus redoutable encore que le choléra: nous voulons parler des émeutes populaires qui ont constamment accompagné les mesures que l'on a cru répressives de la contagion.

Au milieu de ces grandes calamités qui ont pesé sur les deux capitales de l'empire russe, nous avons vu avec un mouvement d'orgueil national bien excusable, la médecine française dignement représentée à Moscou par le docteur Delaunay, et à Pétersbourg par le docteur Lemaire. Le sentiment général de reconnaissance que leur conduite a inspirée mérite d'être transmis à leur famille et à leur patrie.

Le conseil de médecine de Moscou, composé de contagionistes et de non-contagionistes, ayant examiné les faits de contagion parvenus à sa connaissance, n'en a pas trouvé un seul qui fût concluant, de sorte qu'une commission composée de deux membres contagionistes, d'un membre non-contagioniste, d'un député de l'université, d'un député de l'académie médico-chirurgicale, d'un membre du *physicat* de la ville et du secrétaire du conseil, a pu signer, en toute conscience, un acte par lequel elle déclare « *Que le choléra-morbus s'est dé-* « *veloppé à Moscou comme une maladie épidé-* « *mique, et qu'il n'existe point de preuves que* « *cette maladie y ait été importée par des in-* « *dividus malades ou par des effets.* »

C'est également d'après les résultats fournis par de nombreuses enquêtes que, sur 24 membres composant le conseil temporaire de médecine de Moscou, 21 membres se sont déclarés pour la non-contagion des marchandises.

Nous possédons aussi la déclaration remarquable des médecins d'Astrakan, ville où le choléra a été observé deux fois dans l'espace de sept ans, et qui est regardée comme le foyer d'où le mal s'est répandu de toutes parts. Cette pièce, qui renferme des faits aussi précieux pour la science que pour l'administration, est terminée par des conclusions qui confirment les observations faites à Moscou.

Il en est de même des notices envoyées par les médecins de Tiflis, de Nichnii-Nowgorod, du gouvernement de Saratoff, etc.

Dans notre prochaine lettre nous aurons l'honneur, monsieur le Ministre, de vous donner un précis de la marche, du caractère et du traitement du choléra dans le premier quartier de l'Amirauté à Saint-Pétersbourg. Ces recherches ont été faites, en grande partie, par ordre du curateur de ce quartier, M. le sénateur Ouvarof président de l'Académie des sciences; elles viendraient, s'il en était besoin, donner un nouveau poids à toutes celles que nous avons mentionnées.

Voici, monsieur le Ministre, l'itinéraire que nous allons suivre pour retourner en France. Nous allons passer deux jours à Cronstadt, afin d'observer les malades cholériques qui s'y trouvent; nous reviendrons à Pétersbourg pour nous diriger sur Berlin, en passant par les principales villes où le choléra s'est développé, dans le but de recueillir de nouveaux renseignemens sur la marche de cette maladie.

Nous nous arrêterons quelques jours à Berlin pour visiter les hôpitaux et conférer avec les médecins de ces établissemens, puis nous nous dirigerons immédiatement sur Paris.

Si le choléra se rapprochait de nos frontières, nous nous porterions sur les endroits menacés, en attendant les ordres que vous voudriez bien nous transmettre.

Nous n'avons point encore écrit à l'Académie royale de Médecine, espérant, monsieur le Ministre, que vous auriez la bonté de lui communiquer les passages de nos lettres qui peuvent l'intéresser.

Nous avons l'honneur d'être, etc.

V.

Saint-Pétersbourg, le 27 octobre 1831.

Monsieur le Ministre,

Depuis le retour de la flotte russe à Cronstadt, le choléra a reparu dans cette ville. Le développement inattendu de cette maladie était trop remarquable pour ne point être l'objet de recherches spéciales. Nous nous sommes donc rendus à Cronstadt, où, sur la recommandation du médecin-général de la marine, le docteur Hassing, nous avons été mis promptement en rapport avec le docteur Langh, médecin en chef de l'hôpital de la Marine.

Avant d'exposer les faits que nous avons pu recueillir et vérifier, il est peut-être nécessaire de rappeler quelques observations intéressantes qui se sont présentées pendant le cours de l'épidémie dans cette ville maritime.

Le choléra parut à Cronstadt cinq à six jours après son invasion à Pétersbourg, c'est-à-dire du 19 au 20 juin (vieux style). Le nombre des malades s'accrut avec une telle rapidité que, dans la journée du 29 au 30 juin, 175 personnes entrèrent à l'hôpital. La population réunie du port et de la ville était alors estimée à 26,000 habitans. 1815 cholériques ont été admis à l'hôpital de la Marine, et traités par le docteur Langh. Sur 253 individus attachés au service de ces malades, 4 seulement ont été atteints de la maladie régnante.

Un phénomène bien remarquable, c'est que le *summum* d'intensité de la maladie à Cronstadt coïncida exactement avec le *summum* d'intensité de la maladie à Pétersbourg, le 29 juin (vieux style). Depuis ce jour, elle tomba si promptement, et cessa même si brusquement, que les médecins anglais, MM. Russel et Barry, qui visitaient Cronstadt au mois d'août, ne trouvèrent plus à l'hôpital que quelques malades convalescens qui prolongeaient leur séjour pour obtenir l'entière cicatrisation des plaies produites par l'application du cautère actuel sur les parties latérales de la région lombaire.

Cette cessation complète de la maladie persévéra jusqu'au retour de la flotte russe : elle mérite d'autant plus d'être signalée que les rapports entre Cronstadt et Pétersbourg sont de tous les momens, et que le choléra continue à sévir dans cette dernière ville.

A notre arrivée à Cronstadt, on comptait déjà 140 malades qui avaient été reçus à l'hôpital de la Marine. Nous visitâmes successivement les 68 cholériques confiés aux soins du docteur Langh, et nous avons pu vérifier, avec ce médecin distingué, qu'à l'exception de 4 individus, tous les autres étaient des marins qui avaient stationné dans la Méditerranée depuis près de quatre ans. Jusqu'à présent le choléra avait épargné généralement tous les marins qui s'étaient trouvés à Cronstadt, lors de la première épidémie. Du reste, la maladie a frappé les équipages de la flotte avec sa violence accoutumée. Plus des trois cinquièmes des malades avaient succombé; mais lors de notre départ, le 23 octobre, on avait l'espoir fondé de ramener le nombre des décès égal à celui des guérisons.

Des 4 malades qui ne faisaient point partie de la flotte, 2 étaient Américains et nouvellement arrivés : ils s'étaient livrés à tous les excès ; le troisième était un paysan russe atteint de phthisie pulmonaire, et le quatrième un jeune douanier.

Il est certain que l'état sanitaire de la flotte était parfait jusqu'à Cronstadt, mais à peine avait-elle touché ce port qu'on vit en même temps des matelots atteints de dévoiement et du choléra. Jusqu'à présent le choléra n'a attaqué que les marins, malgré les communications établies entre eux et les habitans de la ville.

Le développement spontané de cette maladie sur la flotte russe ressemble exactement à celui qu'on observe chaque jour à Pétersbourg sur les individus étrangers à cette ville. C'est un tribut qu'il faut payer à l'influence épidémique qui se soutient dans toute sa force, malgré la cessation ou la diminution de la maladie.

L'étude de cette influence épidémique est d'un haut intérêt; car, en supposant la nécessité des quarantaines, il resterait à décider quel est le terme où l'on pourrait lever, avec sécurité, cette interdiction sociale. A quelle séquestration recourir? jusqu'à quel point on pourrait isoler des cités, des provinces, quand on a la certitude que la maladie a une tendance à devenir stationnaire et à reparaître dans les mêmes lieux, après des intervalles plus ou moins longs? Les observations que nous avons recueillies à Pétersbourg, à Moscou, à Cronstadt, sont positives à cet égard, et bien dignes de fixer l'attention des gouvernemens.

On a voulu rattacher l'apparition du choléra dans Cronstadt à la présence d'une personne arrivant de Pétersbourg, et qui a succombé avec des symptômes non équivoques de la maladie. Voici le fait :

Un habitant de Cronstadt, atteint depuis quelque temps d'un dévoiement chronique, arrive à Pétersbourg pour obtenir un emploi dans l'entreprise des bateaux à vapeur. Le surlendemain il retourne à Cronstadt, arrive et meurt dans la maison des douaniers mariés. Non-seulement cet homme n'a eu aucun rapport avec la flotte, mais encore il n'a communiqué la maladie ni aux personnes qui l'ont soigné, ni à celles qui demeuraient autour de lui. Depuis dix-sept jours que cet accident a eu lieu, nous le répétons, l'établissement des douaniers mariés ne renferme aucun malade; celui que nous avons vu à l'hôpital de la Marine faisait partie des douaniers non mariés.

Permettez-nous maintenant, monsieur le

Ministre, de vous communiquer quelques documens officiels sur la marche du choléra dans le premier quartier, dit de l'Amirauté, à Saint-Pétersbourg.

Le quartier de l'Amirauté forme une île oblongue, dans la direction du nord-est au sud-ouest. Cette île est entourée par la rivière Moïka, à l'exception du côté nord-ouest, qui est baigné par la grande Néva. Son plan est légèrement incliné vers le sud-ouest. Ce quartier, partagé comme les autres en quatre sections, contient 39,975 habitans dans 233 maisons. Ces maisons diffèrent beaucoup entre elles, et par leur grandeur et par le nombre de leurs habitans; le terme moyen devrait être de 171 individus par maison; cependant quelques-unes en renferment plus du décuple : nous citerons, par exemple, la grande Amirauté, où l'on en compte 1809.

Malgré les recherches les plus minutieuses, les premières personnes atteintes du choléra n'ont pu fournir aucun indice de la transmission de la maladie, soit par des effets d'habillement ou des marchandises, soit par des communications avec des individus infectés.

De 120 maisons où le choléra a été observé,

56 n'ont eu qu'un seul malade; 32, deux malades, et 32, trois malades et plus. Si la maladie était absolument contagieuse, la proportion devrait être inverse, c'est-à-dire que l'on devrait compter beaucoup moins de maisons où il n'y a eu qu'un seul malade.

Dans	7	maisons ayant	6011	habitans,	il y a eu	42	malades.
—	4	— —	4039	—	— —	99	—
—	6	— —	1651	—	— —	97	—

Cette différence bien remarquable, dans le rapport du nombre des malades au nombre des habitans, ne peut être rattachée au caractère contagieux de la maladie, mais elle dépend évidemment des localités, des diverses professions, et surtout du genre de vie des habitans, qui ont plus ou moins favorisé le développement de la maladie régnante.

Sur 728 ouvriers et autres individus employés aux bâtimens de l'église cathédrale de Saint-Isaac, il n'y eut que 8 malades; et sur le nombre de 500 ouvriers employés aux bâtimens du sénat et du synode, il n'y en eut que 3; ce petit nombre de malades ne peut être attribué qu'à la vie active et sobre que menaient ces ouvriers. Nous avons eu occa-

TABLEAU [illegible]

Depuis le 17 *juin* 1831 *jusqu'au* 15 *août incl*

SECTIONS DU QUARTIER.	NOMBRE DES HABITANS.	NOMBRE DES MAISONS.	NOMBRE MOYEN DES HABITANS PAR MAISON.	NOMBRE DES MAISONS				
				EN GÉNÉRAL.	PAR 1 MALADE	PAR 2 MALADES.	PAR 3 ET PLUS.	NOM
Ire.	11,163	67	166	33	13	9	11	Case de br État- Mais
IIe.	9,932	64	155	38	13	14	11	Grai
IIIe.	8,140	48	169	24	13	3	8	Bâti dr Mais de
IVe.	10,740	54	199	25	17	6	2	Bâti d
Totaux.	39,975	233	171	120	56	32	32	Dau

(*a*) De ces onze malades, il n'y en a eu que deux de tombés malades dans les casernes mêm

(*b*) Restent 92 malades. D'après une vérification très exacte, faite le 24 juillet, il n'en resta

(*c*) Au 16 août il n'en restait que 11, dont trois étaient affectés de maladies chroniques ; les

ES MALADES DU CHOLÉRA, (

sivement, dans le premier quartier de l'Amirauté à Saint-Péters

DANS LESQUELLES IL Y A EU DES MALADES DU CHOLÉRA, E

DIFFÉRENTES PROPORTIONS DU NOMBRE DES MALADES AU NOMBRE DI

DES MAISONS.	NOMBRE DES HABITANS.	NOMBRE DES MALADES.	NOMS DES MAISONS.	NOMBRE DES HABITANS.	NOMBRE DES MALADES.	NOMS DE
es du régiment la garde Preo-chensky. . . .	1,100	11 (*a*)	Palais d'hiver. . . .	921	24	Maison du garin.
najor général .	774	3				
n Kotomine. .	647	9				
e Amirauté. .	1,809	5				Maison K Maison Maison du Affaires Maison Ja
ens de la cathé-le de Saint-Isaac.	728	8	Bureau et départe-ment de la Poste.	1,399	28	Maison K
n du Ministère la Guerre. . . .	453	3	Casernes de la garde à cheval.	509	13	
iens du Sénat et Synode.	500	3	Casernes de la Ma-rine.	1,210	34	
7 maisons . . .	6,011	42	Dans 4 maisons. . .	4,039	99	Dans 6

s; le reste a été attaqué de la maladie ailleurs pendant le service.

t que 27 à l'hospice; ce qui compose les 119 malades qui y furent reçus de ce quartier et d'autre pa

utres semblaient promettre un rétablissement prochain.

sion de vérifier ce fait important à Revel. Le nombre des militaires atteints du choléra a été dix fois plus considérable chez ceux qui étaient mariés que chez ceux qui ne l'étaient point : les premiers, renfermés avec leurs familles dans des habitations étroites et malsaines, se livrent volontiers à la fainéantise et à l'ivresse; les seconds, au contraire, soumis à la discipline militaire et logés dans des casernes bien tenues, échappent plus facilement aux causes prédisposantes et occasionelles du choléra. La même observation vient d'être faite à Berlin.

La mortalité, calculée sur le nombre des malades des deux sexes, depuis l'âge de 15 jusqu'à 55 ans, a offert l'échelle suivante :

De 15 à 20 ans, comme	29	pour cent.
— 20 à 25 — —	36	
— 25 à 30 — —	47	
— 30 à 35 — —	26	
— 35 à 45 — —	50	
— 45 à 55 — —	76	

Par conséquent, la mortalité a été moindre entre 30 et 35 ans; la moyenne s'est trouvée entre 35 et 45, et la plus grande entre 45 et 55.

En général, le choléra n'a atteint que très rarement des enfans au-dessous de 7 ans.

L'hôpital temporaire du quartier de l'Amirauté fut établi dans un vaste local, appartenant à une société de négocians qui l'avait généreusement cédé pour un si noble usage. Cet hôpital était placé au second étage; au premier et au rez-de-chaussée de cette maison se trouvaient des boutiques et des ateliers où logeaient 83 personnes. Les communications ne pouvaient être et n'ont jamais été interrompues entre les diverses parties de ce grand bâtiment; un seul locataire a éprouvé quelques légers symptômes analogues à ceux du choléra, dont il a été guéri en peu de jours.

Magnifiquement doté par la bienfaisance des habitans du quartier, cet hôpital a été fourni abondamment de tout ce qui pouvait être nécessaire au bien des malades. La hauteur des appartemens permettait, au moyen d'une ventilation bien ménagée, d'y entretenir toujours un air pur; sa répartition spacieuse de 50 lits aidait à maintenir la plus grande propreté; les infirmiers et les garde-malades, choisis parmi les meilleurs sujets, bien payés et bien nourris, étaient en nombre suffisant pour ne pas être exténués par les fatigues. Encouragés par l'exemple des médecins, ils se livraient avec zèle, et sans aucune crainte, aux devoirs pénibles de leur état. Sur 58 infirmiers ou infirmières, un seul individu est tombé malade par sa propre faute, ayant bu du kwas froid après s'être fortement échauffé : il guérit et reprit ses fonctions. Enfin l'entrée de l'hôpital ne fut défendue à personne; chacun pouvait venir visiter les malades auxquels il portait de l'intérêt; l'on n'a point d'exemple que cette mesure ait été dangereuse; loin de là, elle agissait puissamment sur les esprits, et répandait partout le calme et la confiance que des mesures arbitraires semblaient avoir éloignés pour toujours.

Dans ce quartier de l'Amirauté, *les maisons ne furent point cernées*, grâce à l'esprit éclairé de son curateur, M. le sénateur Ouvaroff, président de l'Académie des Sciences. Le nombre des malades fut de 465, ou, relativement à la population, comme 1 à 85 habitans. Sur ce nombre sont mortes 170 personnes, ou, relativement à la population, comme 1 à 235. Dans l'hôpital temporaire, confié au zèle et au talent du docteur Person, en a donné des soins jusqu'au 15 du mois d'août (vieux style), à 119 cholériques, dont 55 ont été guéris, 53 sont morts : les 11 qui restaient, quoique atteints de maladies chroniques, donnaient l'espoir d'une prochaine guérison.

Enfin, par les soins de l'administration, on a distribué des secours à domicile, d'après le plan du docteur Lemaire. C'est à ces secours, habilement dirigés, qu'on peut attribuer la proportion favorable du nombre des malades guéris, à celui des décès dans le même quartier.

C'est à l'obligeance de notre excellent ami M. le docteur Markus, que nous sommes redevables de ce précis sur la marche et les effets du choléra dans le premier quartier de Saint-Pétersbourg. Chargé des fonctions de médecin-inspecteur de cet arrondissement pendant tout le cours de l'épidémie, il a répandu partout les vérités utiles qu'il avait puisées dans l'observation de la maladie à Moscou. La lettre qui lui a été adressée par M. le sénateur Ouvaroff est trop remarquable pour ne point recevoir la publicité qu'elle mérite. Nous avons l'honneur, monsieur le Ministre, de vous la transmettre, avec prière de nous la rendre à notre retour à Paris.

Notre mission en Russie touche à sa fin. Puisse-t-elle répondre à la confiance dont on a bien voulu nous honorer ! Si nos efforts ont été impuissans, un motif de consolation nous restera : c'est de n'avoir jamais trahi le langage de la vérité.

Nous allons nous mettre en route pour Berlin. Dans ce trajet, nous aurons à vérifier plusieurs faits importans ; puis nous nous dirigerons sur Paris, pour communiquer à l'Académie royale de Médecine l'histoire médicale du choléra, tel que nous avons été à portée de l'observer en Russie.

Nous avons l'honneur d'être, etc.

Copie d'une lettre adressée à M. Markus, médecin de S. M. I., par M. le sénateur Ouvaroff, président de l'Académie des Sciences, curateur du premier arrondissement, pendant l'épidémie de Saint-Pétersbourg.

Monsieur,

J'ai lu avec beaucoup d'attention votre rapport sur la marche et les effets du choléra dans le premier arrondissement confié à mes soins. La plupart des faits s'étant passés sous mes yeux, et les chiffres vous ayant été presque tous fournis par mes documens officiels, je me fais un véritable plaisir d'en attester l'authenticité parfaite, et d'ajouter que c'est à vos lumières et à votre présence d'esprit que j'ai dû la résolution franche et déterminée d'adopter, dans toutes ses conséquences, la doctrine de la non-contagion, dont les résultats ont été l'entière tranquillité du premier arrondissement et la diminution rapide du fléau qui le dévastait.

Recevez, mon cher docteur, l'assurance de ma considération distinguée.

Signé Ouvaroff.

M. le docteur Markus, médecin de S. M. I.

Ce 27 septembre 1831.

VI.

Berlin, le 25 novembre 1831.

Monsieur le Ministre,

Partis de Pétersbourg le 1er novembre, nous sommes arrivés à Berlin le 21 du même mois. Sur toute notre route, nous avons trouvé les communications libres, les relations commerciales rétablies, et toutes les populations revenues du sentiment de stupeur et d'effroi que le choléra leur avait inspiré.

Il était de la plus haute importance de constater les effets produits par l'abolition de toute espèce de mesures sanitaires. Nous avons, à cet égard, consulté les corps médicaux et souvent les autorités locales des villes placées sur notre passage. Leurs réponses ont été unanimes sur ce point, savoir: que *l'abolition de ces mesures n'avait eu aucune influence, non-seulement sur la durée de la maladie, mais encore sur son développement ultérieur dans des lieux en rapport avec les endroits infectés.*

Considérée sous ce point de vue, la ville de Dorpat, célèbre par son université, nous a offert un exemple qui mérite d'être rappelé.

Pendant que le choléra sévissait à Pskow, à Riga, à Revel, les communications restèrent établies entre ces villes et Dorpat. Cependant elles n'empêchèrent point cette dernière de continuer à conserver un état sanitaire parfait. Depuis plusieurs mois la maladie avait totalement disparu des lieux ci-dessus mentionnés, lorsque du 7 au 8 octobre (vieux style) une femme habitant une des casernes destinées aux invalides, mourut dans l'espace de quelques heures. On ne peut affirmer positivement que la maladie à laquelle elle a succombé, ait été le choléra, parce qu'on n'a point appelé de médecin ; cependant M. le docteur Holst, qui s'est informé, avec le plus grand soin, de la nature des accidens, rapporte qu'il ne pouvait douter de l'existence de cette maladie.

Nous avons visité cette caserne : c'est un long bâtiment construit en bois et divisé en deux portions inégales, par une simple cloison en planches. La première partie, plus spacieuse que la seconde, donnait asile à une quarantaine de familles, formant environ deux cents personnes, entassées les unes sur les autres et n'ayant jamais quitté Dorpat. La seconde partie a été constamment habitée par des militaires chargés d'escorter les convois, les prisonniers, etc.

Quoique ces soldats aient fréquemment communiqué avec Revel, Narva et Pskow, où régnait le choléra, aucun d'eux n'a été atteint de cette maladie. Durant les journées du 12, 14, 16 et 17 octobre (vieux style) 7 individus ayant été attaqués du choléra, dans la première partie de la caserne, on prit la résolution d'en faire sortir les personnes qui y demeuraient et de la fermer.

A cinq pas de ce bâtiment se trouve une seconde caserne, semblable à la première, formant avec elle un angle aigu, et renfermant également plus de deux cents personnes de tout âge, réunies dans des chambres étroites.

Malgré les communications qui n'ont cessé d'exister entre ces personnes et celles de la caserne infectée, aucun individu n'était encore tombé malade jusqu'au moment de notre départ, et elle continuait d'être habitée.

On a observé que le choléra frappait surtout la population de la rue où se trouve l'hôpital temporaire du faubourg de Revel : cette rue est parallèle à la longueur d'un étang voisin. Si cet hôpital a l'avantage d'être établi au centre du quartier le plus infecté, et de pouvoir administrer de prompts secours, on ne peut disconvenir que sa proximité de l'étang ne le rende peu favorable au rétablissement des convalescens.

Un second hôpital avait été ouvert à l'autre extrémité de la ville, dans le faubourg de Riga ; et les salles de la clinique externe, à l'hôpital de l'Université, avaient été disposées pour recevoir les malades du centre de la ville.

Le choléra, loin de prendre de l'extention, paraissait se limiter. A notre départ, aucun nouveau malade n'avait été signalé. Du reste, personne ne redoutait la maladie, et les communications n'ont jamais discontinué entre Dorpat et les autres points du gouvernement de la Livonie. — Jusqu'au 4 novembre, on comptait seulement 41 cholériques.

De Dorpat, nous nous sommes rendus à

Riga, ville remarquable par le zèle éclairé de ses médecins et par le beau caractère de son gouverneur, M. le comte de Strogonoff. Le recueil d'observations, publié par le corps médical de Riga, a justement fixé l'attention de la Russie et de l'Allemagne. M. le médecin inspecteur, le docteur Dyrsen a mis à notre disposition, avec une rare libéralité, tous les documens relatifs aux recherches prescrites pour remonter au développement du choléra dans cette ville. Voici le précis sommaire de ces pièces officielles :

L'importation de la maladie à Riga n'a pu avoir lieu que par deux voies : la première par Schawel, éloignée de dix-huit milles de Riga ; et la seconde par les barques qui descendent la Dwina.

Première voie. Le 20 avril (vieux style) arrive à Riga un transport de prisonniers de guerre venant de Schawel. Les autorités locales ont déclaré qu'à cette époque, l'état sanitaire de cette ville était parfait.

Le 24 avril, le régiment de lanciers de Yambourg entre à Schawel ; le 25, dix soldats de ce régiment succombent au choléra.

Le 11 mai, arrive à Riga un second transport de prisonniers venant de Schawel; mais les premiers malades du choléra avaient déjà été observés à Riga, dès le 8 de ce mois. Les prisonniers de Schawel fournirent un seul malade, le 18 mai. Tous les autres se maintinrent en bonne santé.

Enfin, les prisonniers de Schawel furent enfermés dans les prisons qui contenaient les criminels, mais privés de communications avec eux. De ces criminels, 2 tombèrent malades, l'un le 13 mai et l'autre le 17. Tous ces faits prouvent suffisamment que la maladie n'a pas été importée par les prisonniers polonais.

Seconde voie. — Celle de la Dwina. Les gouvernemens qui fournissent les barques qui descendent la Dwina sont ceux de Smolensk et de Witepsk; et les principales places d'où partent ces barques sont Poretsen, Bela, Witepsk et Polotz. Quoique au départ de ces barques (*struse*), l'état sanitaire de ces gouvernemens et de ces places ne laissât rien à desirer, le gouvernement avait établi à Ulla, petite ville entre Witepsk et Polotz, une quarantaine de huit jours. Il est notoire qu'à Ulla on n'a observé aucun malade.

En voyage, chaque barque ou struse prend

à Jacobstadt un pilote pour le conduire jusqu'à Fredericstadt ; mais comme le nombre de ces pilotes est inférieur à celui des barques, il en résulte qu'ils retournent par terre pour en conduire de nouvelles. Ainsi ces pilotes communiquent avec toutes les barques ; leur service est extrêmement pénible : non-seulement ils sont exposés aux intempéries de l'air qui est très froid dans cette saison, mais encore ils observent le carême avec un scrupule religieux. Leur nourriture étant insuffisante, ils boivent beaucoup d'eau-de-vie. Ces hommes se trouvent dès-lors dans les dispositions les plus favorables pour contracter le choléra ; cependant, d'après des recherches multipliées et faites par les ordres des gouvernemens, on s'est convaincu qu'aucun d'eux n'est tombé malade.

En se rapprochant de Riga, ces barques prennent encore quelquefois des pilotes : ces derniers n'ont également éprouvé aucun accident.

Enfin tout près de Riga, à six verstes de distance, les barques sont reçues et conduites par une nouvelle classe de pilotes qui demeurent à Riga, et qui s'appellent *ankermuken.* Cette corporation se compose de 25 maîtres et de 200 journaliers. Ce sont évidemment les premières personnes de Riga qui se trouvent en communication immédiate avec les barques. Cependant aucun de ces 25 maîtres n'est tombé malade, et des 200 journaliers, 4 seulement ont été atteints du choléra, mais dans *le mois de juin.*

Lorsque la maladie a éclaté à Riga, déjà mille barques et à-peu-près 20,000 hommes avaient descendu la rivière et abordé sur différens points. De nouvelles recherches faites avec soin ont démontré que, sur ces divers points, et même tout le long de la rivière, il n'y avait point eu de malades.

Enfin, les premières personnes qui ont été attaquées du choléra n'étaient pas des étrangers, mais des habitans de la ville. Les deux premiers furent des voituriers qui transportaient des pierres pour le service du maçon Gottfried. Ces voituriers étaient Livoniens; l'un demeurait en ville, l'autre dans le faubourg de Moscou : ils tombèrent malades le 8 mai (vieux style).

Le 9 mai, un Russe tombe malade à bord d'une barque.

Le 10 mai, sont atteints du choléra un Juif

qui demeurait dans le faubourg de Moscou, et un cordonnier allemand habitant le faubourg de Mittau, quartier situé de l'autre côté de la Dwina, et éloigné de plus d'un verste de la rivière.

Le 11 mai, la femme d'un lieutenant-colonel, demeurant dans la citadelle. — 4 journaliers dans le faubourg de Moscou et un journalier dans celui de Mittau.

Le 12, une femme veuve, tenant un magasin et demeurant en ville. — 3 personnes du bas peuple dans le faubourg de Moscou, et une personne dans le faubourg de Mittau.

Le 13, 32 personnes de diverses conditions et dans différens quartiers de la ville.

Cette marche de la maladie est-elle celle d'une maladie contagieuse?

Ayant lu dans le journal de Pétersbourg, qu'un navire anglais avait eu à son bord un individu attaqué du choléra, quoique sans aucune communication avec la ville de Riga, il était de la plus haute importance de vérifier l'exactitude de ce fait avancé sans aucun détail propre à le faire adopter. Voici la vérité.

Le navire anglais, *the Rambler,* capitaine Alexandre Stephen, parti de Peterhead, depuis vingt jours, arriva sur la rade de Riga le 18 juin (vieux style). Ce navire était sur son lest.

Voici le rapport du médecin de la petite citadelle nommée Dunamunde, à l'embouchure de la Dwina.

Le second de ce navire, William Smith, s'était très bien porté pendant tout le voyage, jusqu'à la veille de son arrivée en rade, lorsqu'il tomba malade avec lassitude, nausées, douleur à l'épigastre et vertiges. L'intensité de ces symptômes augmenta progressivement; et, à peine arrivé dans la rade, cet officier ressentit des douleurs très fortes à l'épigastre, des crampes dans les bras et les jambes, des vomissemens avec diarrhée, et couleur bleuâtre de tout le corps. Il perdit connaissance : c'est dans cet état qu'il fut transporté à l'hôpital cholérique de Dunamunde. Le médecin Kohler trouva sur ce malade les symptômes du choléra au plus haut degré. Cependant William Smith, après avoir passé douze jours à l'hôpital, se rétablit complètement, et partit le 8 juillet sur le même navire.

Il est notoire que ce malade n'avait eu aucune communication avec Riga. Il est également certain que, dans la traversée, aucun navire n'avait communiqué avec *le Rambler,* et que, lorsque les pilotes et les douaniers sont venus à bord, William Smith était déjà gravement malade.

Voici le bulletin du 18 juin, à Riga, jour de l'arrivée du bâtiment dans la rade de cette ville.

Malades.	Nouveaux malades dans la journée.	Morts. *id.*	Guéris. *id.*	Restans.
470	62	59	19	454

A ce fait remarquable, nous devons ajouter l'observation qui a été signalée par les médecins de Riga, relativement à la constitution de l'air pendant la durée de la maladie : c'est que dans un rayon de 80 à 100 verstes autour de la ville, on a remarqué, sur la plus grande partie de la population, des altérations particulières, et jusqu'à présent inconnues, des systèmes nerveux et digestif; telles que des vertiges, des cardialgies, des inappétences inaccoutumées, des borborygmes, etc.

A Mittau, nous avons reçu un excellent accueil du médecin inspecteur, le docteur Bidder; il espère publier bientôt ses observations relativement au caractère contagieux du choléra, et il a promis de nous les transmettre le plus promptement possible.

4

Ici se termine notre voyage en Russie. Les témoignages de bienveillance et d'intérêt dont on nous a honorés dans tout le cours de notre mission, nous en laisseront toujours un souvenir aussi cher que flatteur.

Les mêmes bontés nous ont suivis en Prusse et à Berlin. Le rapprochement de la maladie qui règne dans cette capitale avec celle qui a frappé les populations de l'empire russe, présente un haut intérêt. Peut-être pourra-t-on en déduire quelques inductions relatives à la marche ultérieure du choléra, à la nature des accidens qu'il détermine, et surtout au mode de traitement qu'il réclame.

La comparaison des diverses méthodes curatives que nous avons vu mettre en pratique nous laisse encore dans l'impossibilité de donner la préférence plutôt à l'une qu'à l'autre ; et cependant il devient urgent de fixer celle qui pourrait convenir à notre pays.

Partout nous entendons répéter que le mode de traitement employé par les médecins de Vienne est jusqu'à présent celui qui a obtenu les plus heureux succès. Ce point si important de thérapeutique est bien digne d'être vérifié ; mais comment y parvenir ?

D'abord, nous avions pensé qu'au lieu de perdre un temps précieux dans les quarantaines qui nous enveloppent de toutes parts, pour retourner en France, il valait mieux l'utiliser et le faire tourner, non-seulement au profit de notre mission, mais encore à son complément. Sous ce rapport, la raison nous dicte d'aller à Vienne. D'un autre côté, la crainte d'assumer la responsabilité de ce nouveau voyage, et de déplaire par excès de zèle, nous prescrit de rester dans les limites que nous nous sommes imposées.

L'incertitude dans laquelle nous nous trouvons est la pensée de tous nos instans; cependant il faut en sortir. Dans quelques jours, ou le peu de courage que nous avons montré jusqu'à présent viendra s'humilier dans les quarantaines, ou nous serons sur la route de Vienne.

Nous avons l'honneur, etc.

VII.

Berlin, le 4 décembre 1831.

MONSIEUR LE MINISTRE,

Nous avons l'honneur de vous transmettre,

1° Le tableau général du mouvement de la maladie dans le premier quartier de l'Amirauté à Pétersbourg. Ce tableau, encore inédit, est dû à la bienveillance du médecin-inspecteur de ce quartier, le docteur Markus, qui est sans contredit l'un des médecins les plus distingués de la Russie.

2° Les observations météorologiques faites à l'Académie impériale des Sciences à Pétersbourg, pendant la durée de l'épidémie;

3° La copie d'une lettre adressée au Conseil de médecine de Moscou par huit médecins attachés à l'administration médicale ou médecins en chef des hôpitaux de la ville d'Astrakan.

Cette notice coïncide parfaitement avec le résultat des recherches très exactes faites à Astrakan par M. Seidlitz, médecin en chef de l'hôpital de la marine à Pétersbourg. Ce travail a été publié dans le *Journal de Médecine* de cette ville et sera traduit à notre retour en France.

M. Seidlitz a bien voulu nous communiquer le tableau qu'il a dressé d'après le mouvement de la maladie, à Pétersbourg. Le relevé a été fait dans les divers hôpitaux de cette ville, sur un total de plus de 2,000 malades cholériques. On voit que, dans tous ces établissemens, la proportion des malades et des morts a été sensiblement la même au commencement de l'épidémie. On voit également que cette épidémie a diminué partout à la même époque; que partout elle a eu encore un moment d'ascension pour retomber enfin et disparaître graduellement. On voit enfin, qu'à mesure que la maladie prenait de l'intensité, les autres maladies diminuaient et disparaissaient presque tout-à-fait.

Dès que cet intéressant tableau sera lithographié, M. Seidlitz nous a promis de nous en adresser aussitôt un exemplaire.

A Kœnigsberg, M. le professeur de Baër, dont les travaux anatomiques viennent d'être couronnés par l'Institut de France, s'occupe également à dresser des tableaux sur la marche de la maladie dans plusieurs contrées de la Prusse. Il résulte également de ses recherches que, dans les villes voisines les unes des autres, la marche et la durée du choléra ont offert une identité bien digne d'être signalée.

Comme le nombre des personnes attachées au service des hôpitaux pour les cholériques, et qui ont été atteintes de cette maladie, a été très variable; et comme ce nombre a servi également de preuve pour établir la contagion ou la non-contagion du choléra, il était important d'avoir des données positives à cet égard. Voici les résultats fournis par la ville de Moscou.

TABLEAU

De cinq hôpitaux temporaires à Moscou, avec la désignation du nombre des personnes frappées du choléra, parmi les individus attachés au service des malades.

Noms des hôpitaux.	Total des personnes attachées au service des hôpitaux.	Malades.	Guéris.	Morts.
1° Srétenskaïa . . .	56	20	12	8
2° Novinskaïa . . .	132	27	21	6
3° Serpoukovskaïa .	48	6	2	4
4° Lefortovskaïa . .	34	4	3	1
5° Pretchistenskaïa.	36	3	2	1
Total.	306	60	40	20

Sur la population de Moscou, estimée à 250,000 habitans, on trouve :

8,576 malades 3,886 guéris 4,694 morts.

Ce tableau prouve, au premier coup-d'œil, que le nombre des individus attachés aux hôpitaux et frappés du choléra, est réellement beaucoup plus grand que celui des malades, parmi le reste des habitans. Il faut donc qu'il existe une cause, outre l'influence de l'épidémie, qui produise cette différence de près de 6 *fois plus de malades*, et de plus du double de décès.

A ce tableau opposons celui de 5 autres hôpitaux temporaires de Moscou.

Noms des hôpitaux.	Total des personnes attachées au service des hôpitaux.	Malades.	Guéris.	Morts.
1° Presnenskaïa . .	39	11	11	0
2° Ordinskaïa. . . .	33	2	2	0
3° Kamovnitcheskaïa.	37	1	1	0
4° Miatnitskaïa. . .	56	1	1	0
5° Jaouskaïa	118	0	0	0
Total.	283	15	15	0

La comparaison de ces deux tableaux prouve avec évidence, que l'on ne peut admettre l'existence d'un principe contagieux. En supposant même que cette admission fût possible, il resterait à démontrer par quelle préférence spéciale, ce principe a développé son action sur les cinq premiers hôpitaux temporaires, et a épargné les cinq derniers. Mais, au lieu de recourir à une supposition gratuite, n'est-il pas plus rationnel de rechercher les causes de cette différence dans la disposition de ces hôpitaux, dans l'encombrement des malades, relativement aux localités, dans l'exécution plus ou moins stricte des mesures hygiéniques, dans le régime des infirmiers, leurs fatigues, leurs veilles, leur inhabitude du service, etc.

L'expérience fournit des preuves nombreuses de l'appréciation nécessaire de ces causes occasionelles et prédisposantes du choléra.

Dans l'hôpital de la Marine à Pétersbourg, sur 43 personnes attachées au service des cholériques, pas une seule n'est tombée malade; mais aussi le médecin en chef M. Seidlitz, les avait consignées à l'hôpital : on leur fournissait du vin, une bonne nourriture, et elles ne sortaient point pour s'enivrer.

A l'hôpital de la Marine, à Cronstadt, sur 243 individus employés aux fonctions d'infirmiers, 4 seulement ont été malades.

De 58 infirmiers ou infirmières, à l'hospice

temporaire du premier quartier de l'Amirauté, à Pétersbourg, un seul infirmier fut atteint du choléra, après avoir bu du kwas froid, dans un moment où il était très échauffé. Il guérit et reprit son service.

Sur 44 personnes attachées à tout le service de l'hôpital temporaire Demidoff, à Pétersbourg, 2 femmes ont été attaquées de diarrhée simple, mais n'ont jamais été alitées. Un jeune pharmacien a été également malade, mais il a été affecté d'une pleuro-pneumonie qui a cédé en peu de jours, au traitement anti-phlogistique.

Il nous paraît superflu de multiplier ces citations.

Si, à l'importance de ces faits recueillis dans les hôpitaux, on ajoute l'activité permanente dans laquelle doit se trouver le médecin préposé aux soins des cholériques, la promptitude que réclame l'application des moyens thérapeutiques, enfin la continuité du zèle et du traitement extérieur que nécessite la gravité constante de la maladie, on aura l'ensemble des notions positives qui doivent servir de bases à la formation des hôpitaux pour le choléra.

Pour atteindre ce but, voici les dispositions générales qui nous paraissent les plus favorables et les plus faciles à établir :

1° Par population de 10,000 habitans, on disposera un hôpital temporaire de 12 à 15 lits. Cet hôpital sera toujours placé dans un endroit convenable à sa destination, et autant qu'il sera possible dans le centre du quartier habité par la classe ouvrière, indigente, plus exposée aux atteintes du choléra, et exigeant plus de promptitude dans les secours.

Partout on pourra trouver un local approprié à cette destination.

2° Il nous paraît impossible qu'un médecin puisse observer et traiter plus de 15 malades à-la-fois. La marche rapide de la maladie réclame presque toujours sa présence; ses visites ne peuvent plus être fixées d'une manière régulière ; elles sont de tous les instans du jour et de la nuit; un service plus étendu pourrait trahir son zèle, et l'exposer aux atteintes de la maladie qu'il cherche à combattre.

3° Comme dans le traitement du choléra, l'emploi des moyens curatifs à l'extérieur du corps doit être suivi avec persévérance; comme les besoins sans cesse renaissans des malades exigent une surveillance continuelle, il sera nécessaire et facile de proportionner le nombre des infirmiers et des infirmières au service de l'hôpital. Il est inutile d'ajouter que le choix de ces personnes sera fait par les autorités municipales.

Par ces dispositions générales, on évitera :

1° L'encombrement des malades dans les hôpitaux.

2° L'influence désastreuse qu'entraîne toujours cet encombrement.

3° On pourra maintenir rigoureusement l'ordre et la propreté dans ces hôpitaux temporaires.

4° Placés au centre des populations les plus nombreuses, les malades pourront y être transportés avec célérité.

5° Les médecins, n'étant point épuisés par les fatigues, pourront chaque jour faire tourner au profit de la science et de l'humanité les résultats de leur expérience et de leurs observations.

6° Enfin il est probable que les chances de guérison seront plus nombreuses qu'elles ne l'ont été jusqu'à présent.

Nous ne parlerons point de l'influence que

ces mesures auront sur l'esprit des populations; il est évident que le calme et la confiance régneront partout, et que le choléra disparaîtra d'une manière progressive, ainsi que nous l'avons vu en Russie, et que nous le voyons aujourd'hui à Berlin.

Cette dernière ville a présenté un phénomène bien remarquable : c'est le rapport qui existe entre la mortalité durant l'époque de la grippe ou *influenza*, et celle produite par le choléra, arrivé au summum de son intensité.

La population de cette capitale est estimée à 240,000 habitans.

Il résulte de l'extrait des registres de la liste civile, qui s'imprime chaque semaine dans le feuilleton (*Beobachter an der Sprée*), compulsé pour l'année 1830, dont aucune cause ne semble avoir troublé l'état sanitaire, que pendant le cours de cette année il est mort à Berlin par semaine, chiffre moyen, 154 personnes, variant ordinairement entre les extrêmes de 130 à 178 personnes.

RÉSULTATS COMPARATIFS.

ÉPOQUE DE LA GRIPPE (ou *Influenza*).		ÉPOQUE DU CHOLÉRA. (Summum d'intensité).	
Nombre des décès du 15 au 28 mai 1831. . . .	562	Décès du 18 septembre au 1er octobre 1831. . .	560
Mortalité moyenne pour deux semaines	308	Mortalité moyenne pour deux semaines.	308
Mortalité extraordinaire.	254	Mortalité extraordinaire.	252

Ainsi, pendant les deux semaines qu'a régné la grippe, on compte deux victimes de plus qu'à l'époque où le choléra était parvenu à son plus haut point d'intensité, et cela durant un espace de temps égal.

La mortalité, pendant le cours de la première maladie, a passé inaperçue; celle déterminée par le choléra, publiée et répandue partout, n'a servi qu'à prolonger le sentiment d'inquiétude qui agitait tous les esprits.

Enfin, si l'on compare le chiffre des individus atteints du choléra à Berlin, Vienne et Hambourg, avec celui fourni par Moscou, Pétersbourg et Riga, il sera facile de constater que cette maladie trouve dans la constitution physique des peuples de l'Allemagne une force de résistance que ne lui opposait point celle des populations de la Russie.

L'appréciation de cette force sera l'objet d'un examen particulier.

Parmi les faits qui doivent servir de bases à cette appréciation, nous pensons que l'on doit tenir compte des analyses chimiques entreprises à Moscou et à Berlin, à l'occasion du choléra.

Ces analyses comparatives diffèrent sur plusieurs points :

A Moscou, les travaux d'un savant chimiste, M. Hermann, le conduisirent à admettre que le sang des individus bien portans n'est point alcalin, comme on le croit généralement, mais acide. Le sérum et le caillot du sang des personnes en bonne santé réagissent comme acide sur la teinture de tournesol, et lorsqu'on les échauffe dans un appareil pneumatique jusqu'à 80° Réaumur, ils dégagent de l'acide carbonique dont la quantité peut être augmentée presque du double, et ajoutent au sang du carbonate de baryte; ce qui prouve que le sang contient, outre de l'acide carbonique libre, un acide plus fort encore, que M. Hermann reconnut pour être de l'acide acétique.

A Berlin, un chimiste également fort habile, M. Wittstock, nous a communiqué, avec une extrême bonté, la série des expériences qu'il a faites sur le sang des cholériques. Malgré toute l'exactitude apportée dans son analyse, il n'a pu reconnaître le caractère acide du sang que M. Hermann avait signalé.

Il a observé que lorsqu'on sèche avec beaucoup de précaution le sang contenu dans le ventricule droit du cœur des cholériques, on obtient toujours 30 pour cent de matières solides; tandis que, dans l'état de santé, le sang donne seulement 21 et demi pour cent.

Il a rencontré constamment cette proportion, soit dans le sang des enfans, soit dans celui des vieillards. Le sexe n'offrait également aucune différence à cet égard. Une seule fois, il n'a obtenu que 26 pour cent de matières solides; mais l'individu dont le sang avait été soumis à l'analyse, après avoir guéri du choléra, succomba plus tard à la phthisie pulmonaire.

Le sérum du sang d'un jeune homme de vingt ans, qui mourut d'un choléra intense, avait le poids spécifique de 1,0447, et donna après le dessèchement 16 et demi pour cent de matières solides. Le sang avait été pris, au moyen de la saignée, quelques heures avant la mort de ce jeune homme. M. Hermann avait déjà trouvé que la pesanteur spécifique du sérum s'était élevée à 1,036. Ce sérum avait été obtenu du sang d'un malade, quatre heures avant la mort.

Chez une jeune femme en bonne santé, M. Wittstock a rencontré le poids spécifique du sérum égal à 1,028, et ce liquide donna 9 et demi de matières solides.

Le sérum d'un cholérique qui guérit a donné 14 et demi pour cent de matières solides, et le poids spécifique était de 1,041.

Toujours ces diverses espèces de sérum ont réagi comme alcalis.

Les expériences sur les urines des cholériques offrent la plus grande analogie avec celles qui ont été faites à Moscou. Ces urines présentent une diminution notable dans la quantité d'urée.

Des déjections alvines ont été examinées deux heures avant la mort d'un malade. Le liquide avait l'apparence du petit-lait; son poids spécifique était 1,0073. La réaction était fortement alcaline. Par l'action de la chaleur, il devenait opaque. La solution du sublimé corrosif le troublait fortement; il contenait donc beaucoup d'albumine.

Les déjections, souvent analysées dans les hôpitaux de Berlin, ont toujours donné les mêmes résultats.

Les expériences sur les matières des vomissemens n'étaient point encore terminées; cependant on peut avancer que sur dix fois que les matières ont été analysées, elles ont toujours offert le caractère alcalin.

Ce travail, de M. Wittstock, sera publié très prochainement.

De toutes les difficultés qu'offrait l'étude du choléra, il en est une qui cède avec plus de lenteur à toutes les investigations: c'est la connaissance du traitement que cette maladie réclame. Ce point essentiel est en ce moment l'objet spécial de notre attention; c'est ce qui a décidé notre voyage à Vienne. Nous conservons l'espoir que notre attente ne sera point trompée.

De plus, nous quittons Berlin avec l'assurance que la durée des quarantaines va être notablement abrégée dans les divers états de l'Allemagne. Les instans précieux que nous aurions perdus dans ces quarantaines seront mis à profit pour arriver plus sûrement au but de la mission qui nous a été confiée.

Nous avons l'honneur d'être, etc.

Copie d'une lettre adressée au Conseil de Médecine de Moscou, *par huit médecins attachés à l'administration médicale, ou médecins en chef des hôpitaux de la ville d'Astrakan.*

« Nous sommes convaincus que ni les effets, ni les marchandises, ni les individus, ne peuvent propager le choléra; non que nous soyons influencés par un préjugé ou par une opinion dominante. Cette conviction nous vient uniquement de ce que nous avons vu et observé, soit sur nous-mêmes, soit sur les autres; voici nos preuves :

1° Le choléra apparut d'abord à cent verstes d'Astrakan, sur le brick de guerre *le Bacou*, arrivé de l'île de Sara, endroit non infecté du choléra. Ce bâtiment fut retenu dans la quarantaine de Sidlitz, et pas un seul malade ne pénétra à Astrakan;

2° Cette épidémie se manifesta très rapidement et simultanément dans plusieurs endroits de la ville, sans que ces endroits aient pu avoir quelques communications avec les malades;

3° La maladie se déclara à Astrakan, non sur un individu arrivé d'un endroit suspect, mais sur une personne domiciliée dans la ville même;

4° L'épidémie se déclara, parvint au plus haut degré d'intensité, commença à baisser, puis disparut graduellement d'elle-même, sans aucune mesure de quarantaine;

5° Dès le commencement et jusqu'à la fin de l'épidémie, nous avons tous, sans prendre la moindre précaution, touché et frictionné les malades; nous avons visité journellement les hôpitaux encombrés de cholériques; souvent nous avons été couverts de la matière des excrétions; nous n'avons pas craint de respirer leur haleine, qui était froide et sentait légèrement le brûlé; et néanmoins, grâces à Dieu, nous n'avons point contracté la maladie, et nous ne l'avons point portée dans nos familles;

6° Les sous-aides, les barbiers et les infirmiers, qui ont saigné et frictionné les malades, qui les ont mis dans les bains et les en ont retirés, qui ont nettoyé les vases de nuit et changé le linge, sont restés intacts du choléra.

7° La conviction générale de la non-contagion du choléra, et, par suite de cette conviction la communication de tous les habitans prêts à porter du secours à leurs parens et à leurs proches, aux malades et aux mourans, n'ont point retenu la maladie à Astrakan, malgré la saison des chaleurs.

8° Les ouvertures des cadavres de personnes mortes du choléra, faites dans la ville, dans l'hôpital militaire et dans l'hospice civil, sans aucune mesure de précaution, ne donnèrent point la maladie à ceux qui s'en occupèrent. La même observation avait déjà été faite en 1823.

9° L'épidémie, après avoir duré trois à quatre semaines, disparut d'elle-même, malgré les communications continuelles au plus fort de la maladie, et malgré les chaleurs de la saison.

10° Le choléra, après avoir quitté la ville d'Astrakan, n'y reparut plus, bien que des bâtimens y arrivassent de Saratoff pendant que la maladie régnait dans cette dernière ville.

Ces bâtimens apportèrent des marchandises et des individus atteints du choléra, dont plusieurs succombèrent; cependant la maladie ne s'est point renouvelée à Astrakan. Il en fut de même des marchandises et des personnes arrivées de la foire de Nichnii.

11° Beaucoup de villages restèrent intacts du choléra, malgré les communications continuelles avec la ville pendant l'épidémie, par exemple, le *Minassoff Houtor,* à cinq verstes d'Astrakan, sur les bords du Wolga, où des familles entières et des ouvriers se sauvèrent au moment où l'épidémie avait le plus d'intensité. Il en est de même du village de *Hockzlatzskoë,* et de plusieurs autres, où non-seulement des familles, mais encore des malades, furent transportés.

12° L'exemple du cholera à Astrakan, en 1823, où il fut aussi regardé comme non contagieux, où l'on ne prit aucune mesure de précautions, et d'où il disparut au bout d'un mois, est une nouvelle preuve que cette maladie ne peut être transportée par les personnes; car Astrakan, dans ce temps-là, ne fut point cerné, et les communications avec le reste de l'empire ne furent point entravées. Dans ce temps aussi, de grandes masses de peuple en sortaient journellement, et cependant elles ne transportèrent la maladie ni dans les villes éloignées, ni même dans les villages les plus voisins du gouvernement d'Astrakan.

13° Dans l'hôpital militaire ainsi que dans l'hospice civil, le linge et les habillemens employés pour les cholériques passèrent à d'autres malades sans avoir été préalablement fumigés ni ventilés. Les surtouts et les capotes ne furent pas même lavés, et cependant ceux qui portèrent ces vêtemens n'eurent aucune atteinte du choléra.

14° Plusieurs mères et nourrices, atteintes du choléra, allaitèrent pendant et après la maladie leurs enfans, et ces derniers n'eurent point le choléra.

15° Tous les habitans d'Astrakan conservèrent les mêmes habits qu'ils avaient portés pendant le choléra, restèrent dans les mêmes maisons, entourés des mêmes effets, sans les purifier d'aucune manière; et grâce au ciel, ils ne se ressentirent point de la contagion.

16° Ainsi il résulte de ces faits, que nommément la ville d'Astrakan doit être regardée comme la preuve la plus convaincante de la non-contagion du choléra, puisqu'il s'y déclara lorsqu'elle était entourée de quarantaine, et qu'il disparut dès qu'on n'observa aucune mesure contre la contagion. »

(Suivent les signatures des huit médecins.)

VIII.

Vienne, le 23 décembre 1831.

MONSIEUR LE MINISTRE,

Deux grandes puissances européennes, la Prusse et l'Autriche, ont tenu une conduite différente relativement au choléra, qui menaçait leurs états. La première crut pouvoir s'opposer à son invasion en établissant, sur la frontière de la Pologne et de la Russie, un double cordon sanitaire; le maintien de ce cordon mit en mouvement plus de 60,000 hommes, absorba des sommes considérables, suspendit l'essor du commerce et de l'industrie, et tarit la source des revenus publics. L'Autriche, éclairée par l'expérience qu'elle avait acquise dans la Gallicie et la Hongrie, renonça à toute mesure regardée comme répressive de la contagion, et consacra ses ressources pécuniaires à l'exécution des moyens propres à adoucir et modérer les atteintes d'un mal auquel elle prévoyait ne pouvoir échapper.

Malgré la sévérité de ses mesures d'exclusion, la Prusse vit le choléra se développer spontanément et successivement jusque dans sa capitale. L'Autriche, au contraire, qui avait maintenu la liberté des communications, vit cette maladie se limiter dans Vienne et respecter les nombreuses populations qui entourent et alimentent cette ville.

La Prusse se rendit à l'évidence des faits, et se décida à supprimer des mesures dont l'inutilité restait constatée, et qui n'avaient servi qu'à aggraver la misère de la classe laborieuse de ses diverses provinces.

La marche suivie par le choléra dans les différentes contrées de la Prusse, les phénomènes qui ont accompagné son développement, ou précédé son apparition, sont identiques à ceux qui ont été signalés en Russie. Tantôt frappant les populations les plus éloignées et qui se croyaient à l'abri de ses coups, tantôt épargnant celles placées sur son passage, cette maladie a toujours conservé son inexplicable mode de progression.

Cette marche irrégulière du choléra, soit dans le royaume de Prusse, soit dans la ville de Berlin, se trouve fidèlement retracée dans les deux cartes ci-jointes; non-seulement elles pourront servir à vérifier les faits qui nous occupent, mais encore ceux qui se rattachent à l'histoire de cette maladie, observée sur les différens points de ce royaume.

Nous n'exposerons point ici les documens recueillis sur l'origine, la propagation et la durée du choléra dans Berlin; ils sont publiés et généralement connus. Tous se réunissent pour démontrer que cette maladie s'est développée spontanément et n'a point été importée.

Considérée sous ce rapport, la ville de Breslau présente des faits d'un égal intérêt, et qui ne sont point aussi connus.

Breslau, capitale de la Silésie, compte une population de 90,000 habitans : active, commerçante, industrielle, elle renferme une classe nombreuse d'ouvriers et d'artisans dont l'existence se trouve intimement liée à sa prospérité. Une quarantaine de 20 jours, avec les difficultés souvent insurmontables qu'elle entraîne après elle, fut établie sur les limites de la province et maintenue avec une *rigueur qui peut servir de modèle aux autres nations.* En outre, des lazarets, placés sur différens points, étaient destinés à renfermer les personnes qui, étant sorties des quarantaines, ne paraissaient point en bonne santé. Enfin, M. le docteur Remer, fils, avait été chargé de surveiller l'état sanitaire de toutes les barques qui arrivaient sur l'Oder, et son rapport avait été favorable jusqu'au moment où la maladie éclata dans Breslau.

C'est au milieu de cette apparente sécurité que, le 23 septembre, Jeanne-Louise Karlsdorf est transportée à l'hôpital et succombe promptement avec tous les symptômes du choléra. Cette femme, âgée de trente-six ans, épuisée par la misère, était atteinte de dévoiement depuis douze jours. Ce fait inattendu provoqua de la part de l'autorité les recherches et les enquêtes les plus minutieuses, et l'on obtint la certitude que cette femme n'avait eu aucune communication avec des étrangers ou des effets soupçonnés d'être infectés.

En effet, cette malheureuse Karlsdorf n'avait jamais quitté la ville, ne s'était jamais livrée au colportage des marchandises, et les malades du choléra les plus rapprochés de Breslau étaient distans de 15 à 20 milles, dans la Silésie supérieure.

Les jours suivans, plusieurs personnes tombent malades sur les points les plus opposés de la ville, et le bulletin du 10 au 11 octobre annonçait que 71 habitans avaient été attaqués du choléra : sur ce nombre, 35 avaient succombé, et 15 étaient guéris.

Pour s'opposer aux ravages de ce fléau, ce n'était plus assez de supprimer les mesures sanitaires, il fallut songer aux moyens propres à améliorer la position actuelle du peuple de Breslau; c'est dans l'exécution de ces moyens que l'autorité vit, mais trop tard, la plaie profonde produite par les mesures antérieures. Des milliers d'individus, une multitude de familles, étaient plongés dans une misère extrême. La brusque cessation des affaires commerciales avait provoqué celle de l'industrie; la suspension des travaux avait entraîné celle des moyens d'existence. Tel était l'état affligeant auquel il fallait remédier.

Alors de prompts secours ne se firent

point attendre. Au premier appel de l'autorité, les habitans de Breslau répondirent par les témoignages de la plus généreuse bienfaisance; bientôt des comités de charité furent organisés dans tous les quartiers; non-seulement on donna à cette foule de malheureux des vêtemens, du bois de chauffage, des alimens de bonne qualité, mais encore on assainit leurs habitations, on ferma celles qui étaient malsaines, on divisa les familles nombreuses et entassées dans des chambres étroites, etc., etc.

Les autorités et le corps médical de Breslau reconnaissent et proclament que, par la franche exécution de ces mesures administratives et hygiéniques, ils ont limité les progrès de la maladie et hâté sa terminaison.

Le bulletin du 9 décembre est ainsi conçu :

Depuis le commencement de la maladie jusqu'au 6 décembre il y a eu :

	Malades.	Morts.	Guéris.	Restans.
	1293	682	544	67
Le 7 décembre	2	»	11	58
Le 8 *id.*	»	»	13	45
Le 9 *id.*	2	2	10	35
Total	1297	684	578	35
Nombre des militaires :	36	14	22	»

Un fait important, que nous avons déjà indiqué, se représente ici : c'est le petit nombre de militaires prussiens attaqués du choléra. A Breslau, sur une garnison de 4,000 hommes, 36 seulement ont été malades. Telle est l'heureuse influence d'une hygiène bien dirigée pour entretenir et fortifier la santé du soldat. Sous ce rapport, les armées prussiennes ne laissent rien à desirer.

Cette influence est tellement puissante, et surtout celle exercée par les localités est si impérieuse, que ces mêmes troupes n'ont pu toujours échapper à leur action : ainsi, celles qui formaient le cordon sanitaire, forcées souvent de rester dans des lieux circonscrits et insalubres, ont fourni un nombre de malades bien plus considérable que si elles eussent été sur le pied de guerre et qu'on les eût fait entrer en campagne.

A Breslau, c'est surtout la population du faubourg de l'Oder qui a le plus souffert de la maladie. Tout ce faubourg est situé dans un lieu bas, humide, entrecoupé d'eaux marécageuses et stagnantes : c'est un foyer permanent de fièvres intermittentes souvent pernicieuses. Il est habité par la classe ouvrière, tantôt exposée à toutes les privations, tantôt se livrant à tous les excès de l'inconduite. C'est dans ce faubourg, près de l'hôpital établi pour les cholériques, dans la maison n° 9, que demeurait la femme Karlsdorf. En outre, quinze à vingt jours avant l'apparition du choléra, tout ce quartier avait été submergé par suite du débordement de l'Oder. Nous avons soigneusement visité toutes ces localités avec un savant professeur de l'Université, le docteur Otto, et nous avons pu vérifier comment toutes ces causes ont favorisé les progrès du choléra dans des lieux tels que le *Winterdhom*, le *Neu-Scheitnichprez*, etc., etc.

Depuis l'invasion de la maladie à Breslau, les communications sont restées libres avec les bourgs et villages environnans. Pendant six à sept semaines, 3 ou 4 mille paysans entrèrent, chaque jour, dans la ville, et chaque jour retournèrent dans leurs habitations. Beaucoup ont eu des relations avec des maisons infectées, et cependant on cite à peine deux ou trois villages qui aient eu quelques malades, tandis que ceux qui en ont été préservés sont très nombreux. Parmi ces derniers, nous citerons le *Schertnich*, où plus de 200 personnes se rendaient tous les jours à leurs maisons de campagne, et qui n'a point eu de cholériques; le bourg considérable de *Marienau*, situé à l'est de Breslau; les villages de *Gabitz* et de *Neudorf* qui touchent presqu'à la ville, et qui renferment chacun de 1000 à 1200 habitans, etc., etc.

Il est évident que si ces divers lieux avaient été entourés d'un cordon sanitaire, on aurait été disposé à lui attribuer cet heureux résultat. Cette coïncidence, et d'un cordon, et de l'absence du choléra, a souvent été invoquée pour prouver le caractère contagieux de la maladie, et l'indispensable nécessité des quarantaines; mais les observations semblables à celles mentionnées ci-dessus sont tellement multipliées qu'on est en droit de les regarder comme un signe distinctif de l'affection qui nous occupe.

Parmi les faits cités comme tout-à-fait concluans par les partisans de la contagion, il en est un sur lequel nous avons été souvent consultés : c'est celui de *Tsarskoé-Sélo*, résidence de S. M. l'empereur de Russie.

Tsarskoé-Sélo, éloigné de 20 verstes de Pétersbourg, est placé sur la pente d'un riant coteau; les rues sont larges et bien aérées; le château impérial, situé au sommet du coteau, réunit toutes les conditions de la plus parfaite salubrité. C'est dans cette magnifique résidence que demeura la famille impériale pendant la durée de la maladie à Pétersbourg. Un cordon fut établi autour de cette ville; et une quarantaine de quinze jours fut exigée pour toutes les personnes qui arrivaient de la capitale.

Ce cordon et cette quarantaine furent établis au-delà du *village des Allemands*, village dont le nom rappelle l'origine de ses habitans. La construction de ses maisons, la disposition de ses fermes, le genre de vie et d'occupations auxquelles se livre cette population agricole, tout retrace les souvenirs, les traditions et la culture de l'Allemagne. Ce village, riche de ses productions, est un de ceux qui conservent, avec Pétersbourg, les communications les plus multipliées. Ces relations ont continué pendant tout le temps de l'épidémie, et cependant malgré les recherches les plus exactes, il reste certain que le choléra n'a point été observé dans cet endroit.

Ainsi, ce n'est point *Tsarskoé-Sélo*, entouré de son cordon, qui présente le phénomène le plus important; c'est le *village des Allemands* qui s'étend sur les deux côtés de la route, et qui n'a point eu de malades malgré la continuité de ses rapports avec Pétersbourg. N'est-il pas probable que Tsarskoé-Sélo, placé dans la même direction que ce village, et soumis de plus à l'influence de mesures hygiéniques bien dirigées ; n'est-il pas probable, disons-nous, que cette ville et cette résidence impériale auraient aussi bien échappé, sans cordon sanitaire, à l'action meurtrière du choléra ?

Et qu'on ne prenne point cette manière de voir pour une opinion non motivée ; elle nous semble fondée sur les bases les plus solides :

1° Il nous paraît difficile, pour ne pas dire impossible, de maintenir dans son intégrité, un cordon autour de Tsarskoé-Sélo, avec 300 militaires.

2° Plusieurs endroits par lesquels passait la ligne du cordon se trouvant coupés d'une manière défavorable, et, ne pouvant être long-temps conservés, on fut obligé de modifier, à leur égard, les mesures adoptées. Ainsi, par exemple, plusieurs paysans ne pouvaient sortir de leurs habitations sans se trouver au-delà du cordon ; on leur accorda la permission de le franchir, ou pour cultiver leurs champs, ou pour subvenir aux divers besoins de la vie : une fois cette limite passée, qui a pu répondre des endroits où ces paysans ont pu se diriger ?

3° Il est certain, d'après des rapports dignes de foi, que la quarantaine n'a pas toujours été observée par les personnes qui arrivaient de Pétersbourg.

4° Enfin, nous nous sommes assurés de l'existence des faits suivans, et qui méritent d'être mentionnés.

A peine le cordon et la quarantaine venaient-ils d'être abolis qu'une femme, d'une santé faible, d'une constitution détériorée, après s'être livrée aux occupations fatigantes de son ménage, tombe malade. Tous les symptômes du choléra se développent et marchent avec une telle rapidité que cette femme succombe dans l'espace de quelques heures. L'autopsie cadavérique en est faite par M. Arendt, premier chirurgien de l'empereur. Cet évènement fit un grand bruit à Tsarskoé-Sélo et à Pétersbourg. Chacun l'interpréta à sa manière; cependant il est certain que cette femme n'avait point été à Pétersbourg, qu'elle n'avait aucune relation avec des personnes arrivant de cette ville, et qu'elle ne communiqua point la maladie à celles qui l'entourèrent ou lui donnèrent des soins.

Peu de jours après cet évènement, on répandit la nouvelle qu'une seconde personne était morte du choléra ; en remontant à la source de ce fait, nous apprîmes que cette personne n'habitait point Tsarskoé-Sélo, mais que c'était un militaire qui parti d'un village voisin, traversait la ville pour se rendre à son poste. Ce soldat, déjà frappé du choléra, y périt et ne communiqua la maladie à personne.

Lorsque nous visitâmes Tsarskoé-Sélo, le 20 octobre, plus de quinze jours s'étaient écoulés depuis que ces deux faits avaient été observés et l'état sanitaire de cette ville continuait d'être parfait.

Lorsque le choléra apparaît, pour la première fois, dans une ville, il arrive presque toujours que les premiers malades échappent à l'examen du médecin. Cette maladie attaque et marche si brusquement que la mort est quelquefois plus prompte que l'administration des secours; cependant cette terminaison aussi rapide que funeste éveille l'attention de l'autorité, répand l'inquiétude dans les familles et l'épouvante dans la population. Il s'agit de dissiper cette inquiétude ; il est urgent de décider l'existence ou la non-existence du choléra ; en un mot, un cadavre étant donné, peut-on reconnaître si l'individu a succombé à cette maladie ?

Telle est la question que nous allons tâcher de résoudre.

Les cadavres des cholériques présentent des phénomènes bien remarquables sous le point de vue de leur état extérieur.

Prompte disparition de la chaleur animale. Nous ne connaissons point de maladie où cette disparition soit aussi rapide et aussi complète.

Rigidité cadavérique générale, et persistance de cette rigidité. Le professeur Otto, de Breslau, a fait l'expérience suivante : il a exposé en même temps le cadavre d'un vieillard et celui d'une jeune femme, à l'air libre, et à l'action du soleil pendant près de trois jours ; après ce laps de temps, il a observé que la rigidité avait encore conservé toute son intensité.

Développement éloigné des signes de la putréfaction. Jusqu'à présent nous ignorons à quelle époque commence cette putréfaction : après trois jours, elle n'était point encore apparente sur les cadavres mentionnés ci-dessus. Ce fait est d'une haute importance par rapport aux inhumations et à l'emploi des moyens désinfectans.

Contraction permanente du sphincter de l'anus. Cette contraction est telle qu'elle permet difficilement l'introduction du doigt, et qu'elle empêche la sortie des fluides intestinaux.

Etat des organes génitaux. Chez l'homme, rétraction constante des testicules vers les anneaux inguinaux; raccourcissement et demi-érection de la verge; couleur livide ou bleuâtre du gland.

Etat de la face. Rapprochement permanent des mâchoires; impossibilité de les éloigner, même après plusieurs jours; sortie d'un fluide visqueux, souvent jaunâtre, plus souvent blanchâtre, mais rarement écumeux ou mêlé de bulles d'air.—Les yeux ne s'affaissent point sur eux-mêmes; la cornée conserve sa transparence et sa convexité. — Sécheresse des muqueuses nasale et labiale.

Etat des membres. Souvent les avant-bras sont fléchis sur les bras. — Forte flexion des doigts qui présentent à la face dorsale de nombreuses rides longitudinales, avec couleur violacée des ongles et de la peau. — Membres inférieurs contractés avec raideur remarquable. — Les muscles ressemblent à des cordes tendineuses; impossibilité de les fléchir plusieurs jours après la mort.

Etat des cavités splanchniques. Dilatation de la cavité thoracique et surtout des espaces intercostaux inférieurs. — Abdomen rétracté vers la colonne vertébrale. — Nul changement dans la couleur des tégumens; nulle distension de la cavité abdominale plusieurs jours après la mort.

Tel est l'aspect extérieur d'un cadavre de cholérique; il nous paraît impossible de confondre cet aspect général avec celui que présentent les autres maladies. Si quelques doutes subsistaient encore, il serait facile de les lever en procédant à l'ouverture du corps; on y rencontrerait alors, comme signes généralement constans, la présence d'un sang noir, ressemblant à du goudron, dans les systèmes artériel et veineux; une injection considérable des capillaires des divers appareils organiques; le refoulement du diaphragme qui s'élève jusqu'aux quatrièmes côtes; l'affaissement des poumons; des masses sanguines, plus ou moins coagulées dans les cavités du cœur ; les intestins grêles agglomérés dans l'excavation du bassin ; la contraction et la diminution notable du volume de la vessie ; l'absence du sang dans les vaisseaux qui se rendent aux muscles et aux tégumens, etc., etc.

Notre séjour à Vienne sera fructueux en nouvelles observations. M. le maréchal Maison nous a parfaitement accueillis ; et, le jour même de notre arrivée, il nous a fait l'honneur de nous présenter à M. le prince de Metternich, qui a promis de mettre à notre disposition les pièces officielles relatives aux mesures administratives et hygiéniques qui ont été suivies pendant la durée de la maladie, dans cette capitale. Le corps médical de Vienne a également la bonté de nous communiquer les résultats de son expérience; et nous avons lieu d'espérer que ces documens réunis seront aussi intéressans pour la science que pour l'administration.

Nous avons l'honneur d'être, etc.

IX.

Munich, le 2 février 1832.

Monsieur le Ministre,

La marche du choléra dans l'Autriche proprement dite a fixé spécialement notre attention. Tous les faits relatifs à cette progression se sont succédés dans un tel ordre, qu'il a été facile de les suivre et de les vérifier avec soin. Nous nous proposons, dans cette lettre, de les exposer sommairement, et d'en déduire plusieurs conséquences propres à diriger la conduite de l'administration.

Le choléra, après avoir frappé la Hongrie, menaçait la Basse-Autriche et la capitale de l'empire. Le gouvernement résolut de s'opposer à cette irruption, et pour atteindre ce but, un cordon sanitaire fut établi sur les frontières de la Hongrie. En outre on fit paraître

1° Un rescrit de l'empereur sur l'établissement et la police des cordons sanitaires et sur les peines à infliger en cas d'infraction aux réglemens.

2° Des instructions sur la police et le personnel des établissemens de quarantaine.

3° Des instructions aux autorités locales sur la conduite qu'elles doivent tenir dans le cas où le mal éclaterait dans le ressort de leur administration, et sur les mesures sanitaires que doivent prendre alors les commissaires civils.

4° Des conseils sur le régime à suivre pour se préserver de la maladie.

5° La division de la ville en sections, soumises à l'inspection de commissaires de santé et de médecins désignés à cet effet.

6° Enfin, des instructions adressées à ces commissaires, sur le rapport qu'ils doivent adresser journellement à l'autorité supérieure sur l'état sanitaire de la section confiée à leurs soins, sur le nombre des malades, la mortalité, etc.

Toutes ces mesures avaient été réalisées et mises en pratique avant le mois de septembre.

Dès le mois d'août, le corps médical de Vienne avait observé et suivi, avec beaucoup d'attention, la constitution médicale particulière, qui, jusqu'à présent, a précédé l'invasion du choléra. En septembre, les signes caractéristiques de cette constitution se rapprochent et se prononcent davantage. Le 14 septembre, il est impossible de méconnaître et de cacher l'existence du choléra dans Vienne. Dans la journée du 14 au 15 septembre, 41 personnes sont frappées brusquement par la maladie. Sur ce nombre, 17 périssent presque subitement. Le lendemain, 15 septembre, 139 personnes sont atteintes du choléra, et 64 meurent dans l'espace de 24 heures.

Cette invasion soudaine, en détruisant tous les calculs et les prévisions, répandit dans le peuple l'assurance instinctive que la maladie n'avait point été importée, et que ce fléau, qui pesait sur Vienne, pouvait être comparé à un violent orage qui éclate sur un point, et respecte les lieux circonvoisins.

Cette comparaison ne manquait point d'exactitude. En effet, le choléra se développe dans l'intérieur de la ville, entourée, comme on sait, d'un rempart très élevé, et ne se répandit dans les faubourgs que plusieurs jours après. *Hohe-Markt*, *Salvator-Gasse*, *Wipplinger*, *Frey-ung*, *Hoff*, *Tiefe-Graben*, sont les premiers endroits de Vienne où la maladie se déclara dans la journée du 13 au 14. — Du 14 au 15, presque tous les autres quartiers étaient infectés.

En outre, tous les faits relatifs au développement de ce fléau ont été suivis par la police de cette capitale (et l'on peut s'en rapporter à la police de l'Autriche) ; tous ces faits, disons-nous, n'ont pu établir que cette apparition du choléra ait été le résultat de la contagion. Quelles preuves plus convaincantes que les suivantes ? Au-delà du cordon, Presbourg est épargné, et n'est atteint de la maladie qu'après Vienne. — En deçà de ce cordon, tous les endroits les plus exposés aux premiers coups du choléra conservent l'intégrité de leur état sanitaire : tels sont *Simering*, *Mosbrun*, *Ebersdorf*, *Erdberg*, qui renferme 408 maisons et une population de 3 à 4000 âmes ; le faubourg *Land-Strasse* qui semble être la continuation de la ville d'Erdberg, etc., etc. En résumé, le choléra franchit l'espace qui sépare la Hongrie de l'intérieur de la ville de Vienne, en respectant toutes les localités intermédaires. Ce n'est qu'après avoir primitivement frappé cette capitale qu'il s'irradie ensuite dans les lieux qu'il avait d'abord ménagés.

Tous ces faits étaient trop clairs et trop précis pour que le gouvernement autrichien ne se rendît point à leur évidence. Aussi parut, dans l'*Observateur autrichien* du 27 septembre, l'article suivant, dont voici la traduction :

« S. M. I., considérant que les expériences « faites jusqu'à ce jour paraissent démontrer « que l'isolement des maisons ou appartemens « dans lesquels se trouvent des personnes ma- « lades du choléra-morbus, ou dans lesquels « il est mort quelqu'un par suite de cette ma- « ladie épidémique, ne conduit non-seulement « pas au but que l'on se propose, mais encore « donne pour ainsi dire un nouvel aliment à « la maladie, en remplissant de craintes et d'in- « quiétudes l'esprit des familles qui sont ainsi « séparées, a ordonné que tous les isolemens « de cette nature devront cesser, et que l'on « se bornera par la suite à veiller soigneuse-

« ment à la purification du linge de corps et « de lit, ainsi qu'à celle des habitations elles- « mêmes.

« S. M., considérant également que le tracé « des cordons et l'établissement des contu- « maces paraissent physiquement impossibles, « tant sous le rapport des finances, qu'à cause « des troupes nécessaires à cet effet;

« Que des gardes civils n'offriraient pas une « garantie suffisante; qu'ils sont d'ailleurs dé- « tournés par-là de leurs occupations particu- « lières, et que, pour pouvoir leur accorder un « dédommagement proportionné au tort qu'on « leur cause, il faudrait se soumettre à des « dépenses incalculables;

« Que le commerce de toute la monarchie se « trouverait entravé par de nouveaux cordons;

« Que le contribuable se trouverait dans « l'impossibilité de payer les impôts;

« *A bien voulu ordonner*, qu'il ne serait tiré « aucun cordon, outre celui qui existe déjà « entre la Basse-Autriche et les provinces qui « l'avoisinent, et que l'on se bornerait doréna- « vant aux mesures locales qui, après une « mûre réflexion, auront été adoptées comme « vraiment utiles. »

Ainsi voilà l'Autriche débarrassée de ses cordons dits sanitaires. Nous allons examiner maintenant l'influence que cette décision a pu avoir sur la marche et les progrès du choléra dans la Basse et la Haute-Autriche.

Moelk, petite ville, est éloignée de 12 milles de Vienne; la grande foire qui s'y tient annuellement a eu lieu pendant que l'épidémie était à son plus haut degré d'intensité dans la capitale; beaucoup de marchandises y ont été importées de cette dernière. Les communications ont été multipliées et non interrompues, et cependant le choléra ne s'y est point développé.

Au commencement d'octobre, cette maladie franchit un nouvel espace de plus de 25 milles; elle se déclara à *Wels*, ville située dans la Haute-Autriche, et renfermant une population de 4,000 habitans.

Cette apparition, aussi soudaine qu'inattendue, fut attribuée, par un médecin de Vienne dont l'autorité scientifique ne peut être contestée, à l'arrivée d'un militaire faisant partie du cordon établi sur les frontières de la Hongrie.

Il était de la plus haute importance de vérifier ce fait.

Arrivés à Linz le 22 janvier, nous nous rendîmes chez le docteur Kreinz, médecin en chef de l'Autriche supérieure. Les détails qu'il eut la bonté de nous communiquer, sur l'invasion du choléra à Wels, étant identiques à ceux qui nous ont été fournis par le docteur Sturm, médecin du cercle de Wels, nous les réunirons dans un même article; les voici :

Il y a eu à Wels et à Lichteneg, qui peut être considéré comme un faubourg de Wels, 68 malades, dont 44 femmes et 24 hommes : il est mort 15 hommes et 24 femmes; 9 hommes et 19 femmes ont guéri.

Dans les villages environnans de Wels :

A Traun, il y a eu 3 malades;

A Ruetzing, 1 malade;

A Au, Kappern et Marcktrink, 4 : en tout 8 malades.

Sur ce nombre, 5 sont morts et 3 sont guéris.

Ainsi, dans le cercle de Wels, il y a eu 76 malades, sur lesquels 45 morts et 31 guéris.

Le premier malade, à Wels, fut Christian Glas, âgé de 26 ans, soldat du régiment de l'archiduc Charles. Il était en garnison à Ens depuis six mois, ne s'est jamais éloigné de cette ville, où il n'a eu aucune communication suspecte.

Le 1er octobre, il vint à Wels avec sa compagnie, et fut placé en sentinelle, pendant la nuit, près de la rivière de Mulbach, branche de la rivière de Traun; le 3 octobre, à dix heures du matin, il tomba malade, et mourut le même jour, à sept heures et demie du soir.

On a observé que presque tous les malades habitaient la rue voisine de la rivière de Mulbach. Le 31 décembre, il ne restait plus qu'un seul cholérique, qui fut guéri le 2 janvier 1832.

La maladie de Wels a présenté plusieurs faits qui méritent d'être mentionnés.

1° Les malades ont tous été traités à domicile, à l'exception de trois qui ont été transportés à l'hôpital. Cette circonstance n'a eu aucune influence sur la propagation ultérieure du choléra.

2° La ville de Linz, qui renferme une population de 20,000 habitans, éloignée de Wels de quatre milles, a continué ses relations avec cette dernière et a été préservée du choléra.

Dans les mois de juillet, août et septembre, une épidémie dysentérique avait régné à Linz et dans les campagnes environnantes. Le caractère de cette épidémie était inflammatoire : les excrétions alvines ont toujours été sanguinolentes. Des vomissemens et des spasmes se sont quelquefois présentés dans le cours de l'épidémie : sur près de 300 malades, 34 ont succombé.

Après avoir relevé la position topographique de Wels, et visité soigneusement les localités où la maladie a sévi avec la plus grande intensité, nous suivîmes notre route par Salzbourg.

Depuis son apparition à Wels, on ignore, dans la Haute-Autriche, ce qu'est devenu le choléra. La Bavière, qui l'attendait de pied ferme pendant plus de quatre mois, a réduit la durée de sa quarantaine à cinq jours : nous avons profité de cette sorte d'amnistie, qui hâtera notre retour en France.

La marche du choléra, telle que nous l'avons suivie depuis Moscou jusqu'à Wels, en passant par Twer, Nowgorod, Pétersbourg, Cronstadt et Revel, Narva, Dorpat, Riga, Mittau, Polangen, Memel, Kœnigsberg, Elbing, Custrin, Berlin, Francfort-sur-l'Oder, Breslau, Oppeln, Ratibor, Troppau, Olmütz, Brünn, et Vienne, nous paraît complètement différente de celle qui a été tracée jusqu'à présent.

Nous pensons qu'au lieu de faire voyager cette maladie, comme on l'a exécuté sur plusieurs cartes, il était plus simple et plus vrai de signaler seulement les lieux où elle se développe, et les époques où ce développement s'est opéré. Par cette méthode, il sera facile d'apprécier les intervalles franchis par ce fléau, les endroits préservés de ses atteintes, les progrès de sa marche souvent rétrograde, etc., etc.

C'est sur ce plan, que nous avons fait dresser à Vienne, d'après des documens officiels, la marche du choléra dans l'étendue de l'empire d'Autriche. En comparant cette carte avec les cartes routières de cette maladie, on pourra déterminer quelle est celle qui s'approche davantage de l'exacte appréciation des faits.

Une observation intéressante, qui se trouve reproduite dans notre carte, est relative aux colonies allemandes établies en Gallicie. Dans le cercle de Stry, par exemple, M. le docteur Flechner a remarqué que ces colonies restaient intactes au milieu des villages polonais infectés, ou bien qu'elles souffraient peu des atteintes de l'épidémie; telles sont Ugarsshal, Engelsberg, Landessren, etc. La colonie Neu-Babylon était épargnée pendant que le choléra sévissait avec force dans le marché Boterhom, dont elle forme un faubourg. Il en est de même de Fanza-Niselka par rapport au marché Dolina, etc.

La Hongrie et la Bohême ont fourni le même résultat. Pendant que le choléra décimait la population slave, il ménageait le peuple allemand, remarquable, dans tous les pays, par son régime de vie, par les soins qu'il apporte à la propreté de ses habitations, à la bonne qualité de ses vêtemens, etc.

C'est dans l'étude de ces prédispositions générales aux atteintes de la maladie; c'est dans l'exécution des mesures administratives et hygiéniques, propres à répandre le calme dans l'esprit des populations et à améliorer leur condition sociale qu'on découvrira les *vrais moyens préservatifs* du choléra, et qu'on fera justice de tous ceux qui peuvent être accueillis par la crédulité.

Parmi les moyens prétendus préservatifs, il en est un sur lequel nous devons nous prononcer aujourd'hui : c'est l'emploi *du chlore et de ses préparations*.

Nous déclarons positivement qu'*il n'existe entre le chlore et l'agent producteur du cho-*

léra, aucune combinaison propre à neutraliser l'influence de cet agent délétère.

Une déclaration aussi formelle est non-seulement le résultat de six mois d'expérience, elle est encore rendue plus positive par l'aveu des médecins les plus distingués de la Russie, de la Prusse et de l'Autriche.

Le dégagement du chlore, dans les salles des cholériques, est un contre-sens médical : il est évident qu'il précipite et doit précipiter la perte des malades.

Considérées comme moyen préservatif, les préparations de chlore ont constamment prouvé leur inutilité : nous ne connaissons pas *une seule* observation favorable à leur usage; une multitude d'observations prouvent au contraire, que la sécurité qu'elles pouvaient inspirer a toujours été déçue.

Déjà, nous avons annoncé que nous n'avions jamais vu se développer les phénomènes de la putréfaction sur les cadavres des cholériques. Nous avons cité, à cet égard, les expériences du professeur Otto, de Breslau. A Vienne, l'observation a encore été plus décisive : au commencement de l'épidémie, tous les cadavres de la ville étaient transportés au grand hôpital général; plusieurs y sont restés cinq et même six jours avant d'être inhumés, et n'ont présenté aucun signe de putréfaction. Ces détails nous ont été donnés par un homme extrêmement recommandable, le docteur Günthner, médecin et directeur du grand hôpital de Vienne.

M. Czermak, savant physiologiste et l'un des professeurs les plus habiles de l'université de Vienne, a injecté un tube intestinal, séparé, depuis plus de quatre jours, du cadavre d'un cholérique, et il n'offrait également aucune altération putride.

Ce même professeur, qui s'occupe, depuis six ans, de l'observation microscopique du sang, dans l'état de santé et dans celui de maladie, a dirigé toute son attention sur les changemens que ce fluide pouvait éprouver dans le choléra; il a constamment observé que, dans cette maladie, où l'on pouvait soupçonner une décomposition du sang, les *sphérules* de ce fluide conservaient leur disposition normale; seulement elles présentaient une expansion plus grande. Ainsi, dans l'état normal, les sphérules du sang ont, d'après les calculs de ce professeur, un diamètre de

$\frac{1}{2800}$ d'un pouce anglais. Dans le choléra, ce diamètre variait de $\frac{1}{2300}$ à $\frac{1}{2500}$.

Cette disposition du sang, bien différente de celle qu'il a rencontrée dans le typhus, la scarlatine maligne, etc., a conduit ce professeur, d'abord contagioniste, à conclure, *à priori*, que le choléra n'était pas contagieux.

Dans notre prochaine lettre, qui sera datée de Strasbourg, nous exposerons les bases du traitement du choléra. Ce travail que nous voudrions, s'il était possible, ajourner encore, sera l'expression fidèle d'une expérience, pour ainsi dire, européenne; car la masse de documens que nous possédons à cet égard est due surtout à l'extrême libéralité des médecins de la Russie, de la Prusse et de l'Autriche : nous sommes heureux de pouvoir faire connaître à notre gouvernement toute la reconnaissance que nous leur devons.

Nous avons l'honneur d'être, etc.

X.

Strasbourg, le 18 février 1832.

Monsieur le Ministre,

Le traitement du choléra-morbus a été, pour les médecins de tous les pays, un sujet continuel de méditations, de recherches et d'expériences comparatives.

En effet, les lésions de tissu, signalées par l'anatomie pathologique, ont tellement varié sous le rapport de leur siège, de leur nature, de leur intensité et quelquefois même de leur existence, qu'elles ont été insuffisantes pour éclairer la conduite du praticien. En outre, le choléra étant une maladie nouvelle et placée en dehors de tout cadre nosologique, il n'a pu être ramené aux lois générales de la thérapeutique; en sorte que les médecins, privés également des secours de l'analogie, ont été forcés d'entrer dans la seule voie qui leur restait ouverte, celle de l'expérimentation; et cette carrière, on peut le dire, a été parcourue avec un zèle et un dévoûment que la science n'oubliera jamais. Le corps médical de Vienne s'est élevé, dans cette circonstance, à toute la hauteur de son antique célébrité. Mais de combien d'obstacles et de difficultés ce genre de recherches n'était-il pas entouré! Quelle sagacité d'observation, quelle persévérance éclairée, quel calme d'esprit ne fallait-il pas pour obtenir des résultats sanctionnés par des expériences ultérieures! Nous sommes heureux d'annoncer que tant de travaux assidus, tant d'efforts réunis n'ont point été stériles pour la science et pour l'humanité. Puissent-ils tourner au profit des nations que le fléau a épargnées jusqu'à ce jour!

Le traitement du choléra présente des chances de succès qui varient selon les divers stades de l'épidémie.

Considérée sous ce rapport, la marche du choléra peut être divisée en trois périodes.

La *première période* ou *période d'irruption*, est, en général, brusque, soudaine, inattendue : elle éclate comme la foudre, sur une ville ou sur un des quartiers d'une capitale, pour s'étendre promptement et comme par irradiation saccadée, dans les autres quartiers et les lieux circonvoisins. Elle a été comparée à une explosion volcanique, dont les matières lancées dans une foule de directions différentes frappent ou épargnent au hasard.

Si l'on résume les importans travaux publiés en Russie, en Prusse et en Autriche, il reste malheureusement démontré que le choléra, dans cette période, a généralement résisté à tous les moyens curatifs qui lui ont été opposés.

En effet, quel succès l'art peut-il espérer d'obtenir dans le traitement d'une maladie qui frappe le principe de vie, avec une force de léthalité inconnue jusqu'alors dans les annales de la science?

Pour juger, quoique bien imparfaitement, du désordre profond qu'imprime cette maladie à l'organisation, il suffira de jeter les yeux sur la planche ci-jointe : elle fera connaître les altérations si étonnantes et si rapides que subit la figure humaine dans l'état cholérique. On y verra le portrait d'une dame de Vienne, âgée de vingt-trois ans. Ce portrait (*fig.* 1) avait été terminé quelques jours avant l'invasion du choléra, qui eut lieu le 19 septembre 1831, à 4 heures du matin : à 5 heures trois quarts, cette dame n'existait plus. A l'aspect de cette figure cholérique (*fig.* 2), si fidèlement reproduite par le docteur Schneider, peut-on méconnaître l'impuissance de notre art pour triompher d'une maladie si promptement mortelle?

La *deuxième période* ou *période ascendante-stationnaire*, se trouve comprise entre celle d'irruption et l'époque à laquelle la maladie, après avoir atteint son summum d'intensité, reste stationnaire pendant quelques jours et décroît ensuite. Cette période est celle du choléra proprement dit; l'influence épidémique pèse de tout son poids sur la population de la cité envahie : c'est le règne de la terreur et de la mort. Cependant, au milieu de ce grand désastre, on observe des guérisons remarquables par la rapidité avec laquelle le malade recouvre la santé, sans offrir des phénomènes appréciables de mouvemens critiques ou précurseurs de la convalescence.

Enfin, dans la *troisième période* ou *période de décroissance*, les symptômes caractéristiques de la maladie se développent avec moins d'intensité et se balancent avec les signes d'une réaction soutenue. L'art, dont la défaite paraissait assurée, reprend alors son pouvoir : le nombre des victimes diminue dans une proportion aussi rapide que s'élève celui des guérisons. C'est dans ce stade de l'épidémie que l'on trouve la possibilité de ramener d'abord le chiffre de la mortalité à la moitié de celui des personnes atteintes du choléra.

Voici, sous le point de vue de la mortalité, un calcul approximatif, qui paraît avoir un certain degré d'exactitude.

Si l'on suppose, par exemple, que la durée de l'épidémie cholérique soit de neuf semaines, on trouvera, 1° que la mortalité la plus grande a lieu dans les trois premières semaines; 2° que le nombre des décès qui surviennent dans les six dernières semaines équivaut à peine à celui des trois premières.

Si, dans quelques villes, le calcul a été plus favorable au nombre des guérisons, on doit attribuer cet heureux résultat à la bonne organisation des hôpitaux temporaires établis *avant l'apparition de l'épidémie,* à leur situation dans le centre des populations les plus exposées aux coups du choléra, et par conséquent à la promptitude des secours apportés dès le début de la maladie.

L'épidémie cholérique, malgré sa prompte décroissance, ne cesse point aussi brusquement qu'elle a apparu : elle se traîne, suivant l'expression adoptée, pendant un laps de temps très variable. Avant sa disparition complète, elle semble se réveiller par instans, surtout par un brusque changement de température; quelquefois elle se ranime au point d'inspirer de nouvelles inquiétudes; mais bientôt elle retombe et laisse les maladies intercurrentes reprendre leur cours ordinaire et leur marche accoutumée.

Pour faciliter l'étude et fixer les bases d'un traitement rationnel du choléra, les auteurs ont établi un plus ou moins grand nombre d'espèces ou de variétés de cette maladie. Sans méconnaître l'importance de ces diverses classifications, nous pensons que ce traitement doit être subordonné *aux deux formes essentielles et opposées* que présente cette affection.

La première forme est connue sous les noms

de *choléra algide, bleu, asphyxique, foudroyant, spasmodique, asiatique, épidémique, asthénique, non inflammatoire, sans réaction, trisplanchnique, grave, exquis,* etc. C'est elle que l'on observe plus particulièrement dans les première et seconde périodes de l'épidémie; c'est cette espèce de choléra dont le développement, la marche, les accidens, la terminaison mortelle se précipitent avec une effrayante rapidité. Les termes manquent à l'art pour peindre l'effet instantané, durable et toujours croissant du coup mortel que cette maladie a porté sur l'organisme vivant. Il nous paraît impossible d'entrer, pour la première fois, dans un hôpital de cholériques, sans éprouver un sentiment involontaire d'étonnement et de stupeur, qui décèle à-la-fois l'étrangeté du mal et la faiblesse, nous dirions presque la nullité de nos moyens curatifs.

Parmi les signes caractéristiques du *choléra algide,* on doit placer l'abaissement de la température du corps, le trouble et la suspension de la circulation, la quantité et la nature des matières excrétées, la coloration variée des tégumens, les crampes, l'absence de la contractilité de la peau et la suppression des urines. Tantôt ces symptômes se montrent simultanément, plus rarement d'une manière successive; toujours ils sont dépendans les uns des autres et s'influencent réciproquement.

D'après les expériences cliniques, faites avec beaucoup d'exactitude par M. Czermak, professeur de physiologie à l'université de Vienne, il résulte :

1° Que le maximum de refroidissement a été constamment observé aux pieds, puis aux mains et à la langue, enfin à la figure, au cou, au scrobicule du cœur, etc. (Dans les expériences que nous avons faites nous-mêmes, nous avons trouvé la température du bout du nez inférieure même à celle des pieds, tandis que la région du cœur et le creux de l'aisselle nous ont toujours offert le plus haut degré de chaleur);

2° Que le refroidissement des pieds est descendu jusqu'à 14° Réaumur, et celui de la langue jusqu'à 15°. Il n'existe donc pas de maladie où la température de plusieurs parties du corps descende aussi bas que dans le choléra. Dans les faiblesses, les lipothymies, le frisson des fièvres intermittentes, jamais la température du corps n'est descendue au-dessous de 22° Réaumur;

3° Que l'appréciation de cette température peut être d'une haute importance pour établir le pronostic du choléra. En effet, au-dessous de la température de 19°, on ne cite point encore un exemple de guérison; réciproquement, plus la chaleur se soutient et s'élève au-dessus de ce terme, plus le pronostic, toutes choses égales d'ailleurs, devient favorable.

Le système sanguin, dans le choléra algide, subit des modifications remarquables, ignorées jusqu'à présent de la médecine physiologique. Ces changemens se développent ordinairement dans l'ordre suivant :

Dès que l'individu attaqué du choléra éprouve une constriction permanente et pénible dans la région précordiale, la respiration devient anxieuse, courte, répétée, souvent suspirieuse; la poitrine se dilate avec peine et effort sous la masse du poids qui semble l'oppresser. Dès-lors, le pouls, qui avait conservé son rhythme normal, se tend et prend de la fréquence. Si, avec ces accidens prodromiques de la maladie, les vomissemens et les évacuations alvines surviennent et se multiplient, le pouls tombe, devient petit, irrégulier, facile à déprimer; enfin, il échappe au doigt qui l'examine, et la circulation est suspendue.

A mesure que le pouls disparaît aux artères radiales, brachiales, crurales, iliaques, temporales, axillaires et, en dernier lieu, aux carotides, l'angoisse et l'anxiété redoublent; la plus légère pression exercée sur le thorax devient insupportable; l'agitation est continuelle; le décubitus sur le dos apporte seul un léger soulagement; le malade semble menacé de suffocation; le diaphragme paraît refoulé et immobile dans la cavité de la poitrine; les muscles abdominaux se contractent et restent appliqués sur la colonne vertébrale; les battemens du cœur se précipitent, deviennent tumultueux et obscurs; les mouvemens de systole et de diastole se confondent au point qu'il est impossible de distinguer ceux des oreillettes de ceux des ventricules: il semble enfin que le cœur n'est plus composé que d'une cavité unique, dont les contractions faibles et irrégulières se traduisent au dehors par une sorte de bruissement, perceptible sur les points les plus opposés du thorax. On conçoit que tous ces désordres de la circulation sont plus facile-

8

ment reconnus par l'auscultation immédiate que par l'emploi du stéthoscope.

L'anatomie pathologique a démontré que, dans cette période de l'épidémie, les cavités du cœur et surtout les cavités droites, étaient distendues par un sang noirâtre, imparfaitement coagulé. Plus la quantité de ce liquide était considérable, plus le tissu du cœur était flasque, plus ses fibres se séparaient avec facilité. Des phénomènes opposés se rencontraient dans la période de décroissance.

La suspension de la circulation s'établit d'abord dans les parties ou systèmes organiques les plus éloignés du cœur : elle commence par le système capillaire de la périphérie, et s'étend par degrés jusqu'à l'organe central; très souvent même il arrive que les carotides n'offrent plus qu'un faible mouvement d'ondulation. Dans les membres, cette suspension est tellement complète, qu'on ne peut obtenir du sang ni par l'ouverture des veines, ni par celle des artères. A Berlin, le professeur Dieffenbach, l'un des chirurgiens les plus justement célèbres de l'époque actuelle, a vainement incisé l'artère brachiale : il en a seulement retiré du sang coagulé, qui s'étendait dans la cavité de ce vaisseau, dont le tube, singulièrement diminué de volume, avait perdu toute élasticité.

L'anatomie pathologique a signalé que la masse du sang était presque entièrement refoulée dans le système veineux général et en particulier dans celui du cerveau, de la moëlle épinière et dans le système veineux abdominal. Elle a également constaté que l'aorte contenait toujours un sang épais, plus ou moins coagulé, et que le tissu cellulaire qui suit les vaisseaux dans leur trajet était contracté, rigide, frappé d'une sorte de sécheresse, et présentait une injection capillaire semblable à celle qu'on rencontre dans l'hydrophobie et plusieurs autres maladies spasmodiques.

Combien de temps un malade peut-il exister avec cette abolition plus ou moins complète de la circulation? Ce temps nous paraîtrait véritablement incroyable, si nous n'avions été à portée d'en constater nous-mêmes la durée. Au numéro 2 de l'hôpital de Revel, en Esthonie, nous avons vu un jeune homme de douze à treize ans, rester *cinq jours entiers* dans cet état cadavérique; seulement quelques cris rares et légèrement plaintifs trahissaient un reste de vie. Le plus ordinairement la circulation peut rester suspendue de trois à douze et quinze heures. Durant ce laps de temps, nous avons vu les malades marcher d'un pas assez assuré pour se rendre aux bains, sortir de leur lit pour satisfaire à leurs besoins et conserver une parfaite intégrité des facultés intellectuelles. Sur le point d'expirer, nous les avons vus faire des efforts pour montrer la langue, se plaindre, d'une voix à peine articulée, des crampes ou de la strangurie qui les tourmentait. D'autres, dévorés par une soif inextinguible, se lèvent brusquement sur leur séant, saisissent le vase contenant leur tisane, le boivent à longs traits, retombent sur leur lit, et succombent. Il est donc certain que souvent, dans le choléra algide, la circulation n'existe plus; et cependant les mouvemens volontaires peuvent avoir lieu, l'intelligence reste parfaite, et, pour que rien ne manque à la singularité de cette maladie, la gangrène, jusqu'alors résultat inévitable de la suspension prolongée de la circulation, ne se manifeste presque jamais. Tous ces phénomènes, si nouveaux et si extraordinaires, étudiés et coordonnés avec soin, enrichiront sans aucun doute le domaine de la physiologie et de la médecine.

Il était rationnel de penser que le refroidissement glacial dont nous avons parlé était intimement lié aux changemens apportés dans la circulation; cependant on ignorait le rapport qui peut exister entre la température du sang et celle des parties refroidies. Le professeur Czermak, à Vienne, s'est également occupé de remplir cette lacune; voici le résultat des expériences tentées à cet égard :

TABLEAU

De la température du sang, comparée à celle des autres parties du corps.

Ces observations sur la température du sang trouvent naturellement leur place près de celles qui ont été fournies par l'analyse chimique (Lettre VI, page 63), ou dues à l'emploi du microscope (Lettre IX, page 102.)

Nous devons dire que la température de la salle dans laquelle ces expériences ont été faites était de 15 à 16° Réaumur, et que le sang examiné a toujours été obtenu par la saignée du bras.

1° Femme de 27 ans.	Langue	23° 1/4
Guérie.	Mains.	21 1/2

	Pieds.	19	3/4
	Sang.	24	3/4
2° Femme de 39 ans. Morte.	Langue	19°	3/8
	Mains.	19	3/8
	Sang.	20	1/4
3° Femme de 54 ans. Guérie.	Langue	24°	1/8
	Mains.	25	1/8
	Pieds	23	
	Scrobicule du cœur	25	1/16
	Sang	26	1/6
4° Femme de 21 ans. Morte.	Langue	19°	
	Mains.	18	
	Sang	21	3/4
5° Femme de 62 ans. Guérie.	Langue et air expiré	22°	1/8
	Mains.	22	1/8
	Sang.	22	1/4
6° Homme de 48 ans. Mort.	Langue	23°	
	Mains.	22	1/8
	Sang.	26	
7° Homme de 60 ans. Guéri.	Langue	25°	1/8
	Mains.	23	3/4
	Sang.	27	
8° Homme de 32 ans. Mort.	Langue	21°	
	Mains	20	1/2
	Sang.	21	3/4

Il est encore un fait important que nous ne devons point passer sous silence : c'est la présence, le volume et la disposition des masses fibrineuses ou pseudo-polypeuses, très denses, élastiques et adhérentes, trouvées si fréquemment dans le cœur des individus qui ont succombé, en Russie, aux atteintes du choléra algide. Nous avons été à portée de le constater à Revel, à Pétersbourg, à Moscou et à Dorpat : les pièces que nous rapportons de Moscou, et que nous devons à MM. Jæhnichen et Markus, qui les ont décrites dans leurs décades anatomo-pathologiques (*Animadversiones anatomico-pathologicæ de Cholera-morbo Mosquæ grassante. — Mosquæ,* 1830), le prouvent également. Ce phénomène, qui certainement n'est point cadavérique, et qui a été examiné avec tant de précision par les médecins que nous venons de citer, a fini par devenir plus rare, et par disparaître, à mesure que la maladie pénétrait en Prusse et en Autriche. Dans ces deux dernières contrées, le cœur ne renfermait plus, comme nous l'avons vu, qu'une quantité variable d'un sang noir, imparfaitement coagulé.

Comme cette lésion, signalée spécialement en Russie, a dû avoir une puissante influence, soit sur le chiffre de la mortalité, soit sur le mode de traitement adopté, nous pensons qu'il est utile de mentionner, dans cette lettre, les résultats obtenus, à cet égard par M. Herrmann, professeur de chimie à Moscou.

Cet habile expérimentateur a trouvé que le sang d'un jeune homme bien portant donne sur 100 parties :

43 parties de caillot.
57 parties de sérum.
———
100

Le sérum avait un poids spécifique de 1,027.

Dans le sang des cholériques, la proportion normale, ci-dessus indiquée, du caillot au sérum, se trouva constamment différente : la quantité du premier était toujours augmentée, et celle du dernier diminuée. Bien plus, et c'est un phénomème très remarquable, la quantité du caillot s'accroîssait avec la gravitéde la maladie, en sorte qu'elle atteignait le maximum, peu de temps avant la mort des individus.

Dans le cas où le malade guérissait du choléra, on observait, pendant quelque temps encore, une altération, diminuant progressivement, dans la composition du sang.

La proportion des parties constitutives du sang, selon l'intensité de la maladie, fut sur 100 parties :

Caillot	50	55	60	60,3	62,5
Sérum	50	45	40	39,7	37,5
	100	100	100	100	100

Le sang d'un malade qui avait eu le choléra, et qui, à la suite de cette maladie, fut atteint d'un accès fébrile, offrait les proportions suivantes:

Caillot	45, 25.
Sérum	53, 75.
	100

La quantité d'albumine, dans le sérum, augmentait aussi en proportion, avec le degré d'intensité de la maladie, et atteignait le maximum peu de temps avant la mort, ainsi qu'on peut le vérifier par les expériences suivantes:

La pesanteur spécifique du sérum du sang d'un homme bien portant était, comme il a été dit plus haut, de 1,027; pesanteur exactement identique à celle du sang d'un cholérique, au premier accès de la maladie, et avant qu'il y ait eu des excrétions aqueuses.

Mais aussitôt que cette crise avait lieu, la quantité d'eau dans le sérum commençait à diminuer ; la pesanteur spécifique montait à 1,028, plus tard à 1,032, et elle fut trouvée de 1,036, dans le sang tiré d'un malade, quatre heures avant sa mort.

Les excrétions qui surviennent dans le choléra algide sont, en général, fréquentes, rapprochées et très copieuses : loin d'être suivies de soulagement, elles sont promptement accompagnées de faiblesses syncopales, du refroidissement des membres, de la chute du pouls et des altérations notables que nous avons signalées dans la circulation.

La manière dont le vomissement s'exécute, mérite surtout de fixer l'attention : il se déclare brusquement, sans secousse diaphragmatique, sans contraction violente des muscles abdominaux, sans efforts pénibles de la part des malades. Les matières sont rendues comme si elles remplissaient la bouche ; quelquefois elles s'échappent par jets ou fusées ; souvent aussi le malade, la tête penchée sur l'oreiller, se tourne vers le plancher et rend, comme par regorgement, une grande quantité de liquides ; souvent enfin, ces vomissemens surviennent d'une manière inattendue, pendant que le malade est occupé à parler ou à prendre quelques instans de repos. Sous ce rapport, le vomissement, dans le choléra, a beaucoup d'analogie avec celui qui a lieu dans la fièvre jaune.

Ce mode de vomissement est donc bien différent de celui qu'on observe dans d'autres affections, ou qu'on provoque par l'émétique, par exemple. Bien plus, on le fait cesser en suscitant un vomissement artificiel : c'est à l'hôpital temporaire d'Abuchoff, que, pour la première fois, nous avons été témoins de ce phénomène, si étonnant pour les médecins, et si utilement apprécié pour le traitement de cette cruelle maladie.

L'abondance des liquides rendus par les vomissemens et les déjections, est due nécessairement à une exhalation qui a toute l'activité d'un flux hémorragique. Le début du choléra algide est donc remarquable par une sorte d'orgasme de la masse du sang, qui tombe bientôt et à laquelle succède une affluence des humeurs de la surface du corps vers la membrane muqueuse gastro-intestinale : c'est alors que paraissent les évacuations propres à cette affection.

Ces évacuations présentent des différences selon leur quantité, leur couleur, leur densité, leur odeur, etc. Ces variétés, admises par tous les auteurs, pour servir de base au pronostic, se trouvent également en rapport avec les lésions de tissu, observées dans le tube digestif.

L'exposition de ces lésions sera sommaire : il est impossible de les passer sous silence.

Plus la maladie a été rapidement funeste, moins les lésions cadavériques sont constantes, prononcées, et identiques : quelquefois même on ne peut distinguer aucun désordre appréciable. Toutefois cette absence de lésions est une preuve évidente que le trouble apporté dans le système de l'innervation doit être pris en première et majeure considération.

L'afflux sanguin ou la congestion active, portée sur le tube intestinal, paraît se concentrer surtout sur la muqueuse de l'intestin grêle. Cette membrane est gonflée, spongieuse, imprégnée de suc blanchâtre : l'exsudation, dont elle est le siège, d'abord claire et aqueuse, prend un aspect plus consistant, et tapisse la surface interne de la muqueuse d'une couche floconneuse ou gélatineuse, assez semblable à une pseudo-membrane. Cette exsudation est quelquefois traversée par des vaisseaux capillaires très fins, que l'on remarque surtout aux points qui adhèrent le plus fortement à la membrane de l'intestin.

A cette série d'accidens se joignent la suppression de la sécrétion de l'urine, et sans doute aussi celle du suc pancréatique; la bile elle-même, retenue dans la vésicule du fiel, n'est plus versée dans le canal digestif: alors, ou la plasticité des matières sécrétées augmente, et les évacuations alvines sont modérées; ou, dans des cas fréquens, la lymphe albumineuse sécrétée reste en suspens dans le liquide intestinal, sous la forme de légers flocons blanchâtres.

Par suite de cette exhalation intestinale, la membrane muqueuse se boursouffle et ressemble à un crible poreux très fin: ses valvules, surtout dans le jéjunum, deviennent flasques et flottantes, d'une largeur de deux à trois lignes. Le tissu de l'intestin présente une couleur rosée : des corps glanduleux, tuberculiformes, d'une grosseur variée, se développent surtout dans les circonvolutions inférieures de l'iléon. Nous exposerons plus bas l'organisation de ces corps de récente formation.

Les déjections composées d'une eau sanguinolente, mêlée de flocons brunâtres ou rougeâtres indiquent, en général, une mort prochaine. Dans ces cas, on trouve un ramollissement considérable de la muqueuse, surtout à la partie moyenne et inférieure de l'intestin grèle : cette membrane est d'un rouge grisâtre, et paraît infiltrée d'eau et de mucosités sanguinolentes; de plus, on trouve que les extrémités des rameaux vasculaires sont libres et comme béantes à la surface de l'intestin : par un léger frottement, on peut aisément faire sortir les petits cylindres de sang caillé qu'elles contiennent. Si la maladie a été très violente et promptement mortelle, on observe souvent des ecchymoses et même des suffusions sanguines très étendues, qui embrassent des circonvolutions entières de l'intestin.

Ces altérations diminuent progressivement dans la muqueuse du cœcum et du colon, en sorte qu'on trouve seulement cette membrane relâchée, colorée en plusieurs endroits d'un rouge bleuâtre et couverte, çà et là, de petits tubercules qui se réunissent plus rarement pour former des plaques.

Ces diverses altérations ont été très bien

vues par les médecins allemands, et surtout par M. Wagner, savant professeur d'anatomie pathologique à l'université de Vienne.

Les granulations et les plaques qu'elles forment ne doivent pas être considérées comme causes, mais bien comme effets accidentels de la maladie; attendu qu'on ne les rencontre pas constamment dans les cholériques, et que des altérations analogues, mais moins prononcées, avaient déjà été observées à Vienne, plusieurs mois avant l'apparition du choléra.

L'opinion qui fait consister ces altérations dans le développement des glandules de Brunner et des plaques de Peyer, mérite d'être examinée et réfutée.

En effet, cette sorte d'éruption tuberculeuse, existe non-seulement à la partie inférieure de l'intestin grêle, et au commencement du cœcum, mais elle se rencontre encore dans l'estomac, dans l'œsophage et même sur la langue. En outre, il n'est pas rare de trouver des intestins qui offrent des plaques longues de sept à huit pouces, longueur excédant de beaucoup celle des plaques de Peyer, à l'état normal.

Quelle est donc la nature de ces altérations pathologiques?

M. Czermak et son adjoint, M. Hyrtz, ont fait, avec une admirable habileté, des injections et des observations microscopiques pour arriver à la connaissance de ces lésions.

Les injections microscopiques ont démontré que ces altérations n'étaient point des érosions, car il n'y avait pas extravasation de la matière injectée.

La matière d'injection, qui passe facilement dans les glandules de Brunner et de Peyer, ne passe point dans les corps tuberculiformes ; mais les villosités intestinales sont plus faciles à injecter que dans les autres cadavres : ces injections se font aussi bien et même mieux par les veines que par les artères, dans les cadavres des cholériques.

Mais si l'on injecte les vaisseaux lymphatiques, on remplit également et les tubercules et les plaques regardées comme des érosions ; d'où il résulterait que ces tubercules et ces plaques ne sont autre chose que le développement des glandules et des vaisseaux lymphatiques, si bien observés et décrits par Hedwig, Rudolphi, etc.

Nous avons vu, en Russie et en Prusse, dans un grand nombre d'ouvertures cadavériques, et à Vienne, sur plusieurs préparations conservées dans l'esprit-de-vin, qu'il existait à la partie inférieure de l'intestin grèle, des plaques dont le diamètre variait depuis six lignes jusqu'à un et même deux pouces : elles avaient une forme elliptique ou sphérique; les villosités qui les entouraient étaient normales, mais celles qui terminaient la circonférence étant plus développées, déterminaient la grandeur ou l'étendue de ces plaques. Ce développement donne une sorte de proéminence à ces dernières, qui se composent de corps sphériques ou elliptiques se divisant eux-mêmes en corps sphériques ou elliptiques plus petits.

Quelquefois on peut très bien observer le développement des villosités, jusqu'à leur passage pour former des plaques.

Nous devons à l'amitié bienveillante du professeur Czermak, plusieurs pièces injectées, propres à constater ses belles recherches sur cet important sujet d'anatomie pathologique. Nous possédons également des dessins coloriés, relatifs aux observations qu'il a faites avec l'excellent microscope de Plessels. (1)

(1) Les gravures de ces diverses altérations pathologiques n'étant pas encore terminées, nous n'avons pas pu les joindre à ce travail

Nous ne poursuivrons pas plus loin l'étude des signes caractéristiques du choléra algide : ceux qui restent à apprécier, se trouvant sous la dépendance des atteintes portées aux systèmes de l'innervation et de la circulation, rentrent davantage dans le domaine de la physiologie. Il suffira de dire qu'ils se réunissent et se confondent tous pour sanctionner la gravité de la maladie que nous allons essayer de combattre.

Quel traitement opposer au choléra algide? Telle est la question ou plutôt tel est le problème qui nous reste à résoudre.

1° *Traitement du choléra algide, à son invasion.*

Au début du choléra algide, les malades se plaignent, en général, de vertiges, de tintemens d'oreilles, d'étourdissemens; ils ressentent une constriction épigastrique, qui devient permanente et insupportable; ils sont chancelans et forcés de se reposer ou de se coucher : plusieurs tombent en faiblesse, et il en est même, parmi ces derniers, qui ont été transportés dans les hôpitaux avec des blessures ou de fortes contusions. C'est à la suite de ces accidens, plus souvent peut-être qu'à leur début, que les vomissemens et le dévoiement se déclarent.

Ces symptômes ne laissent aucun doute sur l'invasion du choléra. Est-il possible d'arrêter cette maladie dans sa marche ou de prévenir son développement ultérieur ? Oui sans doute : notre réponse est positive à cet égard. Des saignées générales et locales, faites largement, et répétées suivant la constitution des individus; la position horizontale; la chaleur du lit; l'usage de quelques lavemens laudanisés, d'une boisson légèrement diaphorétique, et la tranquillité de l'esprit suspendent, comme par enchantement, la marche de ces accidens. La science possède une foule d'observations qui constatent d'une manière bien authentique que les personnes traitées à temps, et par cette méthode rationnelle, ont été complètement à l'abri des coups de l'épidémie régnante.

Dans les instructions populaires, répandues dans tous les pays par ordre des gouvernemens, on a répété à satiété que les prodrômes de cette maladie consistaient uniquement dans un dérangement des organes de la digestion. Cette opinion a été suivie d'erreurs graves : pendant qu'une sollicitude inquiète était entièrement concentrée sur l'apparition actuelle, présumée ou future de ce trouble digestif, on ne tenait aucun compte d'accidens précurseurs plus redoutables, et qui pouvaient être combattus avec succès.

Tel a été le funeste résultat produit, en général, par les avis au peuple. Le bien qu'on en espérait, n'a jamais compensé le mal physique et moral qu'ils ont causé. Qu'on nous dise les heureux effets obtenus par l'exécution des mesures dites sanitaires, ou par l'emploi des chlorures tant vantés comme préservatifs du choléra? Est-il possible de ramener des populations entières, riches et pauvres, au même régime, aux mêmes habitudes, aux mêmes précautions hygiéniques? Est-il prudent de remettre entre les mains de personnes étrangères à l'art, la description plus ou moins complète d'une maladie, et l'indication des remèdes qu'elle réclame? N'est-ce point les rendre juges de leur position et arbitres de l'emploi de substances inconnues? N'est-ce point en un mot, sacrifier un temps précieux à toutes les incertitudes, à toutes les fantaisies d'une ignorance trop souvent présomptueuse? Quel est le médecin qui n'a été témoin, par exemple, de tous les inconvéniens et des dangers attachés à la méthode sudorifique, si universellement recommandée? etc., etc.

2° *Traitement du choléra algide confirmé.*

Tous les médecins reconnaissent que la première indication à remplir, est de rétablir la circulation suspendue dans cette maladie : en effet, point de médication sans circulation; mais comment atteindre ce but ou réaliser ce principe? C'est ici que naissent les difficultés et c'est dans ce but qu'on a adopté les diverses méthodes curatives qui ont été successivement expérimentées.

1° Lorsque le choléra, suivant sa marche constante de l'orient à l'occident, commença à envahir l'Europe, des médecins nombreux et distingués pensèrent que cette maladie était *une fièvre intermittente pernicieuse*, dont la marche et les accès périodiques pouvaient être enchaînés par l'administration du *quinquina* ou de ses préparations.

Cette opinion n'était point sans fondement : on retrouvait, en effet, dans la description du choléra, l'ensemble de tous les symptômes alarmans, si justement signalés, et si heureusement combattus par les Werlofh, les Torti, etc. Cette opinion était fortifiée par la nature des localités où ce fléau avait pris naissance; par sa direction que l'on disait être en rapport avec le cours des fleuves et des rivières; par les ravages qu'il exerçait dans les lieux bas, humides, marécageux; par son impuissance à franchir, ajoutait-on, une chaîne de montagnes, ou à se développer sur les hauteurs, etc. Cette opinion prenait enfin, une nouvelle force, dans l'état de la constitution médicale observée, depuis plusieurs années, dans toute l'Europe; dans la fréquence et la ténacité des fièvres intermittentes; dans l'apparition de ces fièvres dans des contrées où elles semblaient inconnues; dans la nature de celles qui surviennent quelquefois pendant la convalescence des cholériques, etc.

Malheureusement l'expérience n'a point justifié cet espoir : de nombreuses tentatives dirigées vers ce but thérapeutique, ont eu lieu partout où le choléra a sévi; partout elles ont été infructueuses, ensorte que nous pouvons avancer avec confiance l'axiôme suivant : . .

Le quinquina et ses préparations, adminis-

très dans l'intention de traiter le choléra algide comme une fièvre intermittente pernicieuse, n'ont point obtenu les succès que des prévisions médicales laissaient entrevoir.

2° D'autres praticiens, ayant saisi la corrélation qui existe entre les évacuations et la suspension de la circulation, pensèrent qu'en faisant cesser les premières, ils obtiendraient le rétablissement ou le maintien de cette dernière fonction. Enhardis par les rapports des médecins de l'Inde, ils n'hésitèrent point, pour arriver à ce résultat, à prendre *l'opium* et ses préparations comme base de leur traitement : cette médication, variée sous toutes les formes, eut pour résultat d'augmenter la congestion veineuse cérébrale, et de produire par conséquent un effet diamétralement opposé à celui qu'on en attendait. Cet effet fut tellement constaté, que nous pouvons énoncer, avec la même confiance, l'axiôme suivant :

L'opium et ses préparations, administrés comme base essentielle du traitement du choléra algide, n'ont point justifié l'espoir qu'on en avait conçu : on a fini par les proscrire en Russie, en Prusse et en Autriche.

3° Les médecins du nord de l'Europe, crurent également pouvoir détourner l'afflux humoral dirigé sur les organes digestifs, en excitant une dérivation énergique sur l'enveloppe cutanée: à cette fin, ils mirent en usage les ***bains de vapeurs,*** et les frictions avec des brosses, des gants de flanelle, etc. Les malades furent recouverts de vases remplis d'eau chaude, d'avoine grillée, de sable brûlant, etc. En outre, on activait cette médication par de fortes infusions de mélisse, de menthe poivrée, de menthe crépue, auxquelles on ajoutait souvent l'acétate d'ammoniaque.

La réunion de tous ces moyens eut, en général, pour résultat de précipiter la marche de la maladie: les boissons chaudes augmentaient l'altération, rendaient la soif inextinguible, et provoquaient de nouvelle évacuations; les diverses substances, les nombreuses couvertures dont on surchargeait le corps des malades, étaient tellement insupportables par le malaise, l'angoisse, l'anxiété inexprimable qu'elles déterminaient, que les mourans rassemblaient encore toutes leurs forces pour s'en débarrasser : la chaleur qu'elle communiquaient était factice et disparaissait avec elles ; les transpirations étaient copieuses, mais inégalement réparties, et souvent visqueuses; elles avaient une tendance à se refroidir; et, dans tous les cas, elles épuisaient les malades et annihilaient le faible degré d'énergie vitale qui pouvait amener ou décider la période de réaction.

Les bains de vapeurs ont été surtout employés en Russie, où l'on a fini par se servir seulement des appareils qui pouvaient dégager la vapeur dans le lit des malades. Malgré l'habitude de ces bains, contractée par les peuples du nord, leur avantage positif est encore tellement douteux qu'on a renoncé à leur usage en Prusse et en Autriche. C'est à l'hôpital de la marine, à Pétersbourg, que l'administration de ces bains a été suivie avec plus de méthode et de persévérance; et cependant on ne voit pas qu'elle ait obtenu un succès plus décisif que dans les autres hôpitaux de cholériques.

4° Nous n'énumérerons pas les nombreux traitemens tentés au moyen des médicamens *stimulans* et *diffusibles :* tous les praticiens s'accordent à les regarder comme souvent inefficaces, et plus souvent encore, comme aggravant la nature des accidens que l'on cherche à combattre.

5° Nous arrivons enfin au mode de traitement autour duquel ont fini par se rallier les médecins les plus distingués : nous voulons parler du traitement par l'action des *vomitifs*, et par celle du *froid*.

Déjà nous avons mentionné la méthode curative mise en pratique à l'hôpital temporaire d'Abuchoff, à Saint-Pétersbourg ; voici en peu de mots, l'exposition de cette méthode, à l'aide de laquelle on a obtenu des guérisons qui nous ont souvent frappés d'étonnement.

Dès qu'un malade entrait à l'hôpital, on lui faisait prendre un bain de 28 à 30° Réaumur, et de la durée d'une demi-heure à une heure ; transporté dans un lit bien chaud, on le soumettait à l'usage de quelques frictions ammoniacales; n'importe le degré ou l'intensité de la maladie. Il prenait immédiatement, à des intervalles plus ou moins rapprochés, quelques cuillerées d'une potion contenant quatre à cinq grains d'*émétique*. Dès que l'action de ce vomitif devenait évidente , les vomissemens changeaient de nature; les matières entraînées déterminaient l'amertume de la bouche, et présentaient un aspect bilieux et porracé. Dès ce moment, les vomissemens cholériques cessaient

TABLEAU

Des Malades reçus à l'hôpital temporaire d'Abuchoff, à Saint-Pétersbourg, avec le nombre des guéris et des morts, depuis le 21 juin jusqu'au 1er septembre 1831.

QUALITÉS DES PERSONNES.	NOMBRE des REÇUS.		NOMBRE des GUÉRIS.		NOMBRE DES MORTS — REÇUS MORTS.		APRÈS 12 HEURES.		APRÈS 24 HEURES.		APRÈS 3 JOURS.		APRÈS 6 JOURS.		APRÈS 10 J. ET PLUS.		NOMBRE total DES MORTS.		
	HOMMES.	FEMMES.	HOMMES.	FEMMES.	HOMMES.	FEMMES.	HOMMES.	FEMMES.	HOMMES.	FEMMES.	HOMMES.	FEMMES.	HOMMES.	FEMMES.	HOMMES.	FEMMES.	HOMMES.	FEMMES.	TOTAL.
Officiers supérieurs	1	4	»	»	»	3	»	»	1	1	»	»	»	»	»	»	1	4	5
Officiers subalternes	7	15	4	6	1	2	»	2	1	3	1	1	»	»	»	1	3	9	12
Gens du clergé	1	2	»	1	»	1	»	»	1	»	»	»	»	»	»	»	1	1	2
Domestiques de la cour	6	11	1	1	2	4	3	2	»	2	»	1	»	1	»	»	5	10	15
Soldats	34	118	12	39	5	23	5	26	5	17	4	9	2	3	1	1	22	79	101
Garde-malades	8	6	6	5	1	1	»	»	»	»	1	»	»	»	»	»	2	1	3
Colons de la couronne	42	16	13	9	10	2	5	1	5	1	6	3	1	»	2	»	20	9	36
Bourgeois	19	12	5	3	5	4	2	3	3	1	2	»	1	1	1	»	14	9	23
Artisans	5	3	1	1	1	1	1	1	1	»	1	»	»	»	»	»	4	2	6
Colons affranchis	6	31	2	17	»	5	2	4	1	4	1	1	»	»	»	»	4	14	18
Colons des particuliers	127	64	57	22	16	14	22	7	14	9	12	6	1	4	4	2	69	42	111
Indépendans	14	18	7	8	3	5	3	3	»	1	1	1	»	»	1	»	8	10	18
Étrangers	3	4	2	»	»	»	1	1	»	2	1	1	»	»	»	»	1	4	5
Inconnus	24	25	3	6	7	7	4	8	8	4	2	»	»	»	»	»	21	19	40
	297	329	113	118	51	71	48	58	39	40	32	23	5	9	9	4	184	211	
	626		231		122		106		58		55		14		13				395

Reçus morts. 122

—— agonisans 191

—— qui ont été traités. . 313 ; sur ce nombre { ont été guéris. . . 231 / sont morts . . . 82

Ainsi, le nombre des morts est à celui des entrés comme 1 est à 3 3/4

—————————————— guéris ——— 1 —— 2 3/4

——————— guéris ——————— reçus ——— 1 —— 1 1/3

Ou, en d'autres termes, sur 100 reçus on en a guéri 74 ; il en est mort 26.

Le Médecin en chef,

Signé, Dr SCHKLARSKY.

ou récidivaient rarement ; la diarrhée elle-même disparaissait ou diminuait d'une quantité notable ; enfin, au bout de quelques heures, les symptômes de la période de réaction se manifestaient progressivement : en un mot, le choléra algide était ramené à l'état de choléra fébrile ou inflammatoire. Cet heureux changement a mis souvent dans tout son jour, et le triomphe de l'art, et le tact médical du docteur Schklarsky, médecin en chef de cet hôpital.

Le mouvement de cet établissement temporaire, offre beaucoup d'intérêt ; et les détails de ce mouvement sont retracés avec une grande exactitude dans le tableau ci-joint :

On y voit que le nombre des hommes qui ont été reçus étant morts, est de 122 ; que le nombre de ceux qui ont été reçus dans un état d'agonie, est de 191 ; et que celui des malades qui ont été traités, est de 313 : sur ce nombre, 231 ont été guéris, et 82 sont morts.

Ainsi, le rapport des morts est à celui des entrés comme 1 à 3 3/4 ;

— Le rapport des morts à celui des guéris, comme 1 à 2 3/4 ;

Et le rapport des guéris à celui des reçus, comme 1 à 1 1/3.

ment toute leur attention; ils répétèrent les expériences de Chaussat, et ils restèrent convaincus, comme le modeste physiologiste français, 1° que la calorification est sous la dépendance du système nerveux ganglionnaire : on se rappelle que si l'on dissèque, par exemple, le nerf grand sympathique, et si l'on en fait la section au-dessus du plexus solaire, la chaleur diminue et finit par s'éteindre; 2° que les lésions de la moëlle épinière peuvent déterminer le même effet, mais à un moindre degré; 3° que les lésions du cerveau ne sont jamais suivies de cette perte de la calorification.

De là, la division établie et admise par plusieurs auteurs, entre le *choléra splanchnique*, le *choléra miélique* et le *choléra céphalique*, selon que la cause déterminante de cette affection agit primitivement ou concentre davantage son principe d'action sur le *nerf trisplanchnique*, la *moëlle épinière* ou le *cerveau*.

Ils ont enfin reconnu que le choléra splanchnique (qui répond au choléra algide dont nous nous occupons), se développait toujours en premier lieu, et régnait presque d'une manière exclusive, dans la première phase de l'épidémie.

Ces considérations devaient nécessairement provoquer de nouvelles recherches sur l'état du système nerveux, dans les cholériques. Relativement au nerf trisplanchnique, ces investigations fournirent, comme à Moscou et à Pétersbourg, des résultats extrêmement variés. A Vienne, nous avons vu des dessins représentant ce nerf comme ayant acquis le double de son volume ordinaire; mais cette disposition générale est-elle bien l'effet d'une altération pathologique? Lorsque nous voyons un cerveau présenter un grand développement dans sa masse, disons-nous qu'il est altéré dans sa composition? Le nerf trisplanchnique ne doit-il pas, comme l'appareil vasculaire, offrir des variétés de forme, de dimension, de distribution, relatives aux divers degrés de la force nutritive ou organique? Enfin, cette disposition n'est-elle point diamétralement opposée à celle des autres nerfs qui paraissent toujours amincis, contractés et comme atrophiés? Mais une altération plus constante est l'aspect particulier du tissu cellulaire qui suit le trajet des nerfs. Semblable à celui des vaisseaux, il est frappé d'une sorte de sécheresse bien remarquable; il présente aussi une couleur d'un rouge-bleuâtre, due à une injection capillaire bien manifeste. Enfin, les ganglions se montrent sous des formes très diverses; souvent ils sont environnés de taches de sang extravasé; quelquefois ces épanchemens, de la grosseur d'une tête d'épingle, se rencontrent à la surface et même dans le centre des ganglions cervicaux supérieurs; d'autres fois enfin, le ganglion solaire est d'un rouge foncé, fortement injecté : sa texture semble avoir éprouvé tantôt une sorte d'induration, tantôt une espèce de ramollissement. Toutes ces altérations avaient déjà été très bien signalées, dès la fin de 1830, par MM. T. Kudriawcew, professeur-adjoint de chirurgie, A. Bogolubow et A. Kikyn, prosecteurs à l'académie médico-chirurgicale de Moscou, et consignées dans un écrit publié par ces médecins, sous le titre de: *Disquisitio anatomico-pathologica in hominibus cholera-morbo exstinctis.—Mosquæ*, 1831.

De l'ensemble de ces faits, on était en droit de conclure que, pour rétablir la calorification il fallait agir sur le nerf trisplanchnique; mais comment arriver à ce but? Par quels organes pouvait-on transmettre à ce nerf une influence sympathique et salutaire? La méthode empirique avait déjà répondu à ces diverses questions.

Elle avait prouvé que l'administration d'un vomitif, et surtout celle de l'ipécacuanha, arrêtait non-seulement les vomissemens, mais qu'elle était encore suivie d'une augmentation de chaleur qui s'élevait souvent, en moins de deux heures, à trois et quatre degrés.

Elle avait prouvé que l'emploi de toute autre substance stimulante n'était point accompagné du retour ou du développement de la calorification.

Elle avait enfin prouvé que les purgatifs opéraient plus rarement, et toujours à un bien plus faible degré, l'effet déterminé par les vomitifs.

La médecine clinique et la physiologie expérimentale se réunissent donc en faveur de ce mode de traitement, Loin de nous l'idée de le regarder comme infaillible ou de le proposer comme un modèle ou un type qui ne doit subir aucun changement: nous disons seulement que, dans l'état actuel de nos connaissances sur le choléra algide, il est préférable aux autres méthodes curatives tentées jusqu'à ce jour.

L'ipécacuanha était ordinairement administré à la dose de 10, 15 et 20 grains, en une seule ou en plusieurs fois, selon l'âge et la constitution des individus. Si, dans une demi-heure ou dans une heure, ce remède n'avait pas produit l'effet qu'on en attendait, on le répétait une seconde et même une troisième fois; on favorisait son action, en réchauffant le malade et en le faisant transpirer, sans qu'il en fût incommodé : pour atteindre ce but, on entretenait dans le lit une chaleur sèche artificielle; on entourait les membres de flanelle ou de serviettes chaudes; on recommandait, autant que possible, le repos et même l'immobilité du corps. La position horizontale était préférable à toute autre. Des infirmiers attentifs surveillaient les mouvemens et subvenaient aux divers besoins des malades, à qui on défendait sévèrement de se lever et de sortir de leur lit, car à peine y rentraient-ils qu'ils tombaient en syncope et périssaient promptement. Des boissons fraîches, souvent et légèrement acidulées, remplaçaient, avec un avantage marqué, les infusions chaudes et aromatiques pour lesquelles les malades montraient une grande aversion; enfin, des sinapismes promenés tantôt sur l'abdomen, tantôt sur les parois thoraciques et même sur le cou; des frictions faites avec un liniment volatil camphré et cantharidé, combattaient avec beaucoup de succès les spasmes et les crampes, qui se développaient sur les diverses parties du corps. Par l'emploi combiné de ces moyens, le choléra algide se terminait brusquement par le retour à la santé, ou revêtait la seconde forme, c'est-à-dire celle du choléra avec réaction, dont nous parlerons plus tard.

Le succès évident de l'usage des boissons fraîches donna bientôt naissance au traitement du choléra algide par *le froid*. Les nombreuses tentatives et les précieuses observations faites et recueillies au grand hôpital général de Vienne par M. Günthner, médecin et directeur de ce vaste établissement, se recommandent, et par leur exactitude, et par le vif intérêt qu'elles présentent: nous croyons rendre un service important à la médecine française, en lui en donnant une relation succincte.

Le *froid* a été employé *à l'intérieur* et *à l'extérieur*, sous forme d'eau et de glace.

A l'intérieur, suivant que l'on recherchait

un degré de froid plus ou moins élevé, on avait recours à l'eau de fontaine, à l'eau à la glace et même à de petits morceaux de glace. L'eau de fontaine était donnée par gorgées, toutes les deux ou trois minutes; la glace était administrée par morceaux de la grosseur d'une noisette, toutes les cinq ou dix minutes. Dans les cas peu pressans, on augmentait insensiblement l'intensité du froid; mais lorsque la maladie était grave et urgente, on commençait immédiatement par le froid le plus élevé; on le continuait même pendant l'augmentation de la diarrhée et des vomissemens. Et lorsque ces symptômes avaient cédé ou qu'ils avaient diminué d'une manière notable, on abaissait peu-à-peu l'intensité du froid, et on le ramenait à la température de l'eau qui a séjourné quelques instans dans un appartement ayant une chaleur de 12 à 15 degrés Réaumur.

Lorsque la diarrhée ne cédait point à l'usage interne de la glace, on la faisait cesser par un ou deux lavemens d'eau froide ou d'eau à la glace.

A l'extérieur, l'emploi du froid avait lieu au moyen de lotions d'eau froide ou de lotions à la glace et de frictions sur la surface du corps avec des morceaux de glace. On faisait les lotions avec des éponges ou des draps ; les frictions avec la glace étaient pratiquées ordinairement sur les membres et quelquefois sur tout le corps : on les continuait jusqu'à ce que les parties commençassent à se réchauffer, ce qui avait lieu, le plus souvent, dans l'espace de *cinq à six minutes*. Alors le malade était séché rapidement avec des draps modérément chauds, dans lesquels on l'enveloppait : bientôt et peu-à-peu la surface du corps augmentait de température ; la turgescence vitale se développait insensiblement ; l'aspect cholérique du visage, et les douleurs spasmodiques des membres inférieurs se dissipaient ; enfin une transpiration plus ou moins abondante annonçait que l'imminence du danger n'existait plus.

Dans les cas très graves, plus la décomposition des traits du visage était prononcée, plus le pouls devenait petit et insensible, plus la surface de la peau était froide et livide, plus les crampes des extrémités augmentaient de violence, plus il fallait mettre de persévérance dans l'emploi interne et externe du froid : dans ces cas, les frictions avec la glace étaient préférables aux lotions d'eau froide.

Une remarque importante que nous ne devons pas passer sous silence, c'est que l'emploi externe du froid a toujours été précédé de son usage à l'intérieur : jamais il n'a été isolé de ce dernier moyen ; de plus, lorsqu'on cessait ces lotions ou ces frictions, avant que la surface du corps fût devenue chaude, on avait perdu un temps précieux, et il fallait les recommencer.

Un phénomène, bien digne d'intérêt, est le bien-être qu'éprouvent les malades à la suite de ce traitement ; ils demandent et réclament avec instance la répétition de ces lotions et de ces frictions ; ils boivent l'eau froide et sucent les morceaux de glace avec un délice et un bonheur inexprimables ; ils repoussent, avec une sorte d'horreur, toute substance médicamenteuse. Certainement, si la nature a donné à l'homme souffrant une sorte de faculté instinctive pour découvrir des remèdes appropriés à la nature de son mal, on peut affirmer que l'action du froid est la seule qui soit toujours agréable aux cholériques, et qui soit toujours recherchée par ces infortunés jusqu'à leurs derniers instans.

Lors même que l'issue de la maladie était

funeste, il était encore facile de reconnaître l'énergique influence de ce moyen, par les modifications variées qu'il exerçait sur la circulation, la couleur et la chaleur de la peau, la quantité et la nature des excrétions, etc.

Depuis la mi-septembre jusqu'à la fin d'octobre, on traita, d'après cette méthode 100 malades, sur lesquels 65 guérirent, et 35 moururent;

Et depuis la fin d'octobre jusqu'au 12 décembre, 42 malades ont été soumis au même traitement : sur ce nombre, 34 furent guéris, et 8 succombèrent.

Il résulterait de ces documens authentiques que de toutes les méthodes curatives, celle par le froid, s'est montrée la plus efficace; car le nombre des individus guéris par ce moyen est presque le double du nombre des morts, proportion qui, à notre connaissance, n'a encore été obtenue dans aucun pays.

L'emploi du froid eut encore d'autres avantages : pendant que les boissons chaudes n'excitaient que du dégoût, qu'elles augmentaient l'ardeur de la soif, au lieu de l'éteindre, et entretenaient l'angoisse et l'agitation des malades, les boissons froides, au contraire, en répondant aux desirs des cholériques, les rendaient plus calmes et plus dociles. On eût dit qu'elles remplaçaient plus rapidement, dans l'organisme, la perte causée par des évacuations excessives; enfin, substituées, dès le début de la maladie, aux autres substances médicamenteuses, elles éloignaient de l'esprit du peuple, qui en était frappé, la crainte de périr par suite d'empoisonnement; car cette idée exclusive le poursuivait jusque dans les hôpitaux.

Sous l'influence de ce traitement, la terminaison immédiate par la guérison, se montrait assez fréquemment; mais, dans les cas graves, il survenait un état inflammatoire, et plus souvent des congestions vers la tête et la poitrine, qui mettaient de nouveau la vie en danger.

On ne peut attribuer à l'action du froid, ces congestions ou phlegmasies locales et variées; car elles apparaissent à la suite des traitemens les plus opposés; mais on peut avancer qu'elles revêtent, dans cette circonstance, un caractère plus prononcé, plus actif, et qu'elles réclament impérieusement l'application de la méthode anti-phlogistique.

Il est quelquefois arrivé qu'après la cessation de ces accidens inflammatoires, les forces tombaient tout-à-coup ; mais elles se relevaient par l'administration de légères doses de camphre.

Enfin, dans des cas désespérés, on essaya de surmonter la violence de la maladie par l'emploi combiné du froid et des excitans; mais on ne réussit que dans 19 cas sur 58.

Pour mieux faire connaître les avantages de ces divers traitemens, il nous paraît indispensable de mettre en parallèle les accidens déterminés par le choléra algide, avec les effets obtenus par les moyens thérapeutiques que nous avons indiqués. Les observations qui vont suivre, ont été extraites des registres de l'hôpital général de Vienne, et elles portent, en outre, la signature de M. Günthner : leur authenticité ne peut donc être contestée.

Première observation.

Chrétien Scheer, âgé de 18 ans, cordonnier, attaqué de la variole, fut reçu à l'hôpital général, le 21 août 1831. La période de dessication était presque terminée, lorsque le 21 septembre, il fut pris, sans cause connue, d'une diarrhée intense, accompagnée de vomissemens; les évacuations étaient aqueuses, jaunâtres, mêlées de flocons blanchâtres d'apparence caséuse; face altérée et livide; yeux profondément enfoncés dans les orbites, et entourés d'un cercle noirâtre; langue humide, amincie, blanchâtre et froide au toucher; soif inextinguible; appétence pour les boissons froides; pouls accéléré, faible, bientôt filiforme; membres inférieurs froids et bleuâtres; doigts de la main et orteils ridés; respiration gênée, anxieuse; voix faible et rauque; absence de crampes.

On donna à l'intérieur, la glace par fragmens, du volume d'un haricot, de 5 en 5 minutes; les extrémités furent lavées avec l'eau froide, puis sur-le-champ bien essuyées et enveloppées de draps chauds; des sinapismes furent promenés sur l'abdomen, les jambes et la nuque.

Le lendemain, 22 septembre, il n'existe plus de vomissemens; la chaleur de la peau a reparu; transpiration abondante; diminution, mais persistance de la diarrhée; pouls plus sensible, mais faible.

On prescrit le camphre et la poudre de Dower, de chaque, 3 grains; sucre blanc, 1 gros, à diviser en 6 doses, qui seront prises d'heure en heure. De plus, pour boisson, une décoction de salep, acidulée avec l'acide sulfurique étendu.

Le 23, seulement deux selles; la transpiration continue d'être générale et abondante; le pouls est relevé, fort et plein.

Le 24, le malade est regardé comme guéri du choléra.

Deuxième observation.

François Lepschy, âgé de 22 ans, ébéniste, d'une forte constitution, entra le 7 juin à l'hôpital, portant dans la région inguinale droite une tumeur dure, circonscrite, du volume d'un œuf de pigeon; du reste, point d'autre accident morbide. Il fut soumis, jusqu'au 18 septembre, à un traitement émollient. Dans cet intervalle, la tumeur s'ouvrit : il en sortit une concrétion pierreuse de la grosseur d'une noisette, et la plaie marcha, quoique lentement, vers la cicatrisation.

Le 19 septembre, il fut pris, sans qu'il en indiquât la cause, et en même temps que plusieurs autres malades de l'hôpital, d'une diarrhée intense, précédée de borborygmes; les membres devinrent froids; la face s'altéra; les yeux, entourés d'un cercle bleuâtre, s'enfoncèrent dans les orbites; le pouls devint petit, la voix très rauque, la soif très vive, avec grande appétence pour les boissons froides.

On fit une saignée de 6 onces; les bras et les jambes furent frictionnés, pendant plusieurs minutes, avec des linges imbibés d'eau glacée, et ensuite ils furent enveloppés dans des draps chauds. Pour boisson, on donna de l'eau frappée de glace, dont le malade prit une gorgée toute les deux ou trois minutes.

Vers midi, le dévoiement se ralentit; le pouls devint plus libre, ainsi que la voix.

Dans la soirée, le malade entra dans une transpiration douce, chaude, uniformément répandue sur tout le corps, et suivie d'un soulagement marqué.

Le 20, tous les symptômes s'étaient tellement amendés, que le 21, le malade voulait sans cesse se lever : durant ces deux jours, il ne but que de l'eau de fontaine fraîche, sans glace.

Le 23, une légère congestion vers la tête et la poitrine, nécessita l'emploi d'une saignée peu copieuse.

Le 24, le malade se trouva bien, et descendit, sans permission, dans la cour de l'hôpital.

Le 25, dans la nuit, il survint un vomissement et des évacuations alvines répétées. Le lendemain matin, la langue était saburrale; le malade se plaignait de nausées, et avait des selles fréquentes : on prescrivit un vomitif avec l'ipécacuanha, qui provoqua la sortie d'un liquide verdâtre.

La nuit suivante, vive réaction : la tête est chaude et pesante; les yeux sont injectés; le pouls s'élève; les évacuations alvines sont diminuées. Après une saignée de 8 onces, des applications froides sur la tête, et l'usage d'une limonade tartarique sucrée, la congestion cérébrale cède et disparaît; mais la langue reste saburrale, une diarrhée légère et quelques nausées persistent, ainsi que la raucité de la voix.

On administra un vomitif comme précédemment : il fut suivi de vomissemens de matières verdâtres, accompagnés d'un nouveau soulagement.

Le 27, les vomissemens continuent; mais la tête est libre. On donne de l'eau froide pour boisson, et l'on continue les topiques froids sur le front.

Le 28, toutes les évacuations morbides avaient cessé; le malade se trouva bien et libre de toute sensation pénible. On continua encore pendant quelques jours les applications froides sur la tête, et l'usage de l'eau froide pour boisson.

Le 8 octobre, le malade sortit complètement rétabli.

Troisième observation.

Madeleine Schmidpeter, femme d'un tisserand, âgée de 27 ans, après avoir éprouvé une frayeur vive, causée par l'aspect d'un cholérique, fut atteinte de diarrhée à laquelle se joignirent plusieurs vomissemens.

A sa réception, le 5 octobre, dans l'hôpital général, on remarquait surtout : céphalalgie, vertiges, tintemens d'oreilles, visage défait, yeux enfoncés et entourés d'un cercle bleuâtre, langue froide, vomissemens suivis d'un soulagement instantané, éructations et rapports fréquens, froid des membres, crampes dans les mêmes parties, coloration livide de l'extrémité des doigts; selles très fréquentes, pouls à peine sensible aux carotides, urines presque nulles, etc.

On prescrivit : infusion de racine d'ipécacuanha, 10 grains sur 6 onces d'eau, à prendre par deux cuillerées, d'heure en heure; sinapismes entre les épaules, sur l'abdomen et aux jambes.

Dès que la malade eut pris quelques doses de cette infusion, il survint des vomissemens d'un liquide amer et verdâtre; l'infusion d'ipécacuanha fut suspendue, et remplacée par l'administration de la glace et de l'eau glacée, de cinq en cinq minutes.

Bientôt les vomissemens se calmèrent; alors la malade fut soumise aux lotions froides, puis promptement enveloppée dans des draps chauds.

Après deux lotions, dans l'espace de deux heures, la chaleur revint à la peau; les vomissemens ne reparurent plus; les selles furent moins copieuses.

La malade reçut, le jour suivant, une décoction de salep, avec l'acide sulfurique étendu : elle sortit guérie, le 9 octobre.

Quatrième observation.

Thérèse Lehrbaum, servante, âgée de 46 ans,

éprouvait depuis plusieurs jours, du malaise, avec une légère diarrhée. Le 10 octobre, dans la nuit, surviennent des vomissemens intenses, répétés jusqu'à trente fois, par lesquels furent rejetés d'abord les alimens ingérés, et plus tard des matières aqueuses, très abondantes, mêlées de flocons muqueux. Le 11 au matin, crampes douloureuses dans les mollets, face livide et décomposée, yeux caves, lèvres pâles, langue froide, voix rauque, pouls à peine sensible aux carotides, etc.

Tant que les vomissemens durèrent, la malade reçut de 5 en 5 minutes un fragment de glace, de la grosseur d'un haricot, et de l'eau glacée pour boisson. De plus, lotions froides et frictions avec de la glace sur les membres; puis application de la chaleur sèche; sinapismes sur l'abdomen, les mollets et la nuque.

Au bout d'une demi-heure, la peau, de froide qu'elle était, commença à se réchauffer et à s'humecter; il y eut encore un vomissement, mais le dévoiement ne se reproduisit plus; alors, il se déclara de l'anxiété, de l'oppression à la poitrine et de la céphalalgie. Le pouls est relevé, et présente de la dureté.

Saignée de 7 onces, environ.

Cessation de l'anxiété et de l'oppression; regard plus animé; pouls plein, mou, accéléré; langue encore froide.

Le deuxième jour du traitement, la congestion vers le cerveau avait disparu, la tête était libre, le sommeil paisible; la diarrhée avait cessé, mais le vomissement parut encore quatre fois dans le courant de la journée; grande faiblesse.

On suspendit l'emploi de la glace, et on prescrivit un demi-grain de camphre, de demi-heure en demi-heure.

Au bout de quelques heures, amélioration sensible. — On substitue au camphre une décoction de salep, avec addition d'acide sulfurique étendu.

Le troisième jour du traitement, le vomissement avait complètement cessé vers midi.

Le quatrième jour, la malade entra en convalescence.

Cinquième observation.

Joseph Nurnberger, cocher, âgé de 33 ans, d'une constitution moyenne, ayant éprouvé de nombreux accès de fièvre intermittente, entra à l'hôpital, le 22 septembre, présentant tous les symptômes d'une fièvre gastrique.

Le 24, de grand matin, survint tout-à-coup un dévoiement violent, avec vomissemens répétés de matières aqueuses et blanchâtres; vers six heures du matin, tout le corps était froid; la peau des doigts ridée, la face décomposée, les yeux caves, la voix rauque, le pouls insensible; soif ardente avec vive appétence pour les boissons froides; respiration gênée; sentiment de constriction dans la poitrine; crampes légères dans les extrémités.

On administra de l'eau glacée pour boisson. Tout le corps fut promptement frictionné avec de la glace, jusqu'à rougir les tégumens, puis enveloppé dans des draps chauds.

Vers midi, les évacuations diminuèrent, le pouls se releva, la respiration devint plus facile, les crampes cessèrent, le corps se réchauffa légèrement; cependant la face et la voix ne changèrent point. — On associa aux moyens précédens une décoction de salep, avec l'acide sulfurique étendu.

Dans la soirée, le malade fut très inquiet; il s'agitait beaucoup, sans toutefois accuser de douleur; la respiration était très lente et pénible; la chaleur et le pouls avaient encore disparu; le malade desirait que l'on reprît les lotions froides, qui d'après son rapport, l'avaient tant soulagé dans la matinée : elles furent prescrites, mais avant qu'on ne pût les exécuter, la respiration se ralentit de plus en plus, et le malade succomba.

Sixième observation.

Guillaume Belzoed, âgé de 22 ans, d'une bonne constitution avait, à la suite d'un refroidissement, gagné une fièvre tierce, dont il souffrait depuis 12 jours, quand il vint à l'hôpital, le 22 août. Cette fièvre se compliqua d'un état nerveux, qui se prolongea dans le mois de septembre, mais qui céda à un traitement approprié.

Au 20 septembre, la convalescence marchait lentement, sans être troublée par aucun accident, lorsque tout-à-coup, dans la nuit du même jour, il survint des vomissemens avec diarrhée: les matières vomies étaient blanchâtres, muqueuses, insapides; les selles répétées étaient très aqueuses; la face fut subitement altérée, pâle, décomposée; les yeux s'enfoncèrent dans leurs orbites; langue humide, froide et tremblante; soif très vive; respiration accélérée; douleurs et oppression épigastriques; abdomen rétracté; envie douloureuse d'uriner; pouls à peine appréciable; crampes légères; etc.

On prescrit 1 gros de poudre d'ipécacuanha, en 3 doses. A peine le malade avait-il pris le premier paquet, qu'il survint aussitôt des vomissemens de matières amères d'un vert jaunâtre, suivis d'un soulagement remarquable; le facies devint meilleur; les crampes cessèrent le pouls se releva; les selles furent moins fréquentes et moins abondantes. Les deux autres doses d'ipécacuanha ne furent point données.

Le 21, le dévoiement avait cessé.

Le 22, convalescence.

Le 27, guérison, et sortie de l'hôpital.

Nous ne multiplierons pas davantage le nombre de ces observations; nous ajouterons seulement, que ce mode de traitement a obtenu le même succès, sur les femmes nouvellement accouchées.

Nous ferons remarquer, à cet égard, que les femmes enceintes ne sont pas plus exposées aux atteintes du choléra que celles qui ne lesont point; mais qu'en général, parmi les premières, celles qui ont eu le choléra, ont avorté.

C'est surtout à cette cause qu'il faut rapporter l'élévation du chiffre de la mortalité, parmi les enfans nouveau-nés, à l'hôpital général de Vienne, pendant le cours de l'épidémie.

Sur 62 garçons, on cite 61 morts, et sur 47 filles, 46 décès: le plus grand nombre de ces enfans étaient morts-nés ou arrivés avant terme.

On cite des exemples d'enfans nouveau-nés qui ont eu le choléra, leur mère ne l'ayant point. Souvent des nouveau-nés cholériques ont été donnés à des nourrices bien portantes, et celles-ci n'ont jamais gagné la maladie. Déjà, nous avions été à portée de vérifier ce fait important à Moscou, dans le superbe établissement destiné aux enfans devenus orphelins par suite du choléra.

Voici le terme moyen du mouvement journalier des malades, qu'a offert le grand hôpital de Vienne, avant, pendant et après le choléra :

Avant le choléra. . . 2,200 malades.
Pendant. 1,700
Après. 2,136

Les malades qui, entrés à l'hôpital pour une autre maladie, ont eu le choléra dans l'établissement, sont au nombre de 286 : 102 hommes et 184 femmes.

Enfin, on observa que les maisons de la ville, où des fièvres nerveuses s'étaient développées en juin, juillet et août, eurent des cholériques en septembre, octobre et novembre.

Tel est l'exposé succinct des travaux entrepris à Vienne, relativement à la nature et au traitement du choléra algide : ces recherches, faites sans faste et avec calme, suivies avec une studieuse persévérance, rédigées avec le sentiment d'une conscience éclairée, feront époque dans les annales de l'art : fruit de connaissances vastes et précises, elles indiquent avec exactitude, et le point de départ, et celui auquel on est déjà arrivé dans l'étude de cette cruelle maladie. Parvenir, par voie d'exclusion, à un mode de traitement rationnel et expérimental, tel est l'immense service rendu par le corps médical de Vienne. Espérons qu'il se rendra aux vœux des amis de la science et de l'humanité, en publiant des résultats qui seront accueillis avec reconnaissance par les médecins de tous les pays.

Le traitement suivi à Vienne, n'est pas celui que nous avons vu mettre en pratique à Berlin. Dans cette dernière capitale, on a eu recours, sur la fin de l'épidémie, aux *affusions d'eau froide* : elles ont été d'abord essayées et employées par M. Casper, et ensuite par M. Romberg, à l'hôpital des cholériques, n° 1.

Ces affusions d'eau froide étaient administrées de la manière suivante :

Le malade était placé dans un bain d'eau simple, élevée à la température de 27 à 28° Réaumur; le temps qu'il y restait était proportionné aux accidens et au malaise qu'il éprouvait; au moment d'en sortir, on lui versait, de la hauteur de plusieurs pieds, de l'eau froide sur la tête. La même eau était également projetée avec force sur la poitrine, le dos et le bas-ventre : rentré dans son lit, le malade était soumis à des fomentations froides sur la tête, la poitrine et l'abdomen, tandis qu'on entourait les pieds et les jambes de fomentations très chaudes.

Ces bains et ces affusions étaient ordinairement répétés toutes les trois heures.

M. Casper se louait beaucoup de ce mode de traitement, et il regrettait de ne l'avoir pas connu et mis en usage, dès le commencement de l'épidémie.

A l'hôpital de M. Romberg, nous avons vu six malades traités par cette méthode : trois moururent; deux de ces cholériques qui n'avaient point d'évacuations, eurent, après l'action de ces bains et de ces fomentations, des selles sanguinolentes, et succombèrent promptement; le troisième malade, qui avait des évacuations copieuses, blanchâtres, semblables à de l'eau de riz, eut également, après les affusions froides, des déjections sanguinolentes, et mourut rapidement. La nature de ces évacuations mérite d'autant plus d'être notée, qu'elle se rencontre très rarement dans le choléra algide.

Des trois autres malades, guéris par ces affusions froides, deux avaient le choléra à un faible degré; mais le troisième, Edouard Sartmann, garçon tailleur, âgé de 21 ans, atteint d'un choléra algide très intense, guérit très bien, et en peu de temps.

Nous ne possédons point assez d'élémens pour nous prononcer sur la valeur de cette méthode curative; mais nous pensons que les transports continuels du malade, du lit dans le bain et réciproquement, sont très pénibles et doivent entraîner des accidens graves, que l'on ne doit point attribuer à ce mode de traitement.

La seconde forme du choléra est celle qui est désignée sous les noms de *choléra inflammatoire, fébrile, sthénique, période de réaction,* etc. Nous ne ferons que mentionner cette forme: l'expression de *réaction* suppose nécessairement le retour ou le maintien de la chaleur et de la circulation, et par conséquent, l'existence des conditions fonctionnelles qui supposent la possibilité d'une médication. Quelles que soient encore les modifications que ces fonctions présentent, il reste prouvé, pour nous, que le genre de maladies qu'elles déterminent, rentre dans le domaine de la thérapeutique générale : c'est au praticien à modérer, à diriger les mouvemens de cette réaction, suivant les indications qu'il rencontre. Loin de nous de laisser entendre que ce traitement soit toujours facile, exempt de difficultés et suivi d'un succès assuré; mais nous pensons qu'il serait aussi long que fastidieux de répéter ce que chacun sait ou prévoit sans peine : quand une lacune peut être remplie par tout le monde, il nous semble qu'en agissant ainsi, on ménage du temps aux uns et on épargne de l'ennui aux autres.

Nous desirons rester dans les limites que le choléra nous traçait lui-même. *Ramener un cholérique, bleu, froid, sans pouls,* c'est-à-dire *un cadavre vivant, à un état d'organisation tel qu'il soit apte à recevoir les secours de l'art* : tel était le problême à résoudre; tel était le défi porté à la science.

Dans le *Choléra avec réaction*, nous faisons donc rentrer toutes les affections consécutives au choléra algide, telles que celles du système nerveux et de ses enveloppes; celles des organes digestifs; les lésions de la plèvre et des poumons; les congestions trop souvent confondues avec les inflammations, et qui ont tant de rapports avec celles qui surviennent dans les accès de fièvre intermittente; nous y comprenons enfin toutes les affections qui se développent à des degrés variés, sous l'influence de la constitution épidémique, et connues sous les noms de *cholérine, diarrhée cholérique*, etc.

Nous croyons devoir également passer sous silence l'énumération de tous les soins qu'exige la *convalescence :* on comprend sans peine que la perturbation apportée dans les divers systèmes organiques, est si brusque et si profonde, que les traces qu'elle laisse sont bien longues et bien difficiles à effacer. Dans cette circonstance encore, les médecins sauront, mieux que nous, approprier leurs instructions au régime, aux habitudes et aux préjugés des populations confiées à leurs soins. Nous éviterons constamment de donner des préceptes généraux d'hygiène : jusqu'à présent, ils ont produit des résultats totalement opposés à ceux qu'on en attendait.

Nous sommes avec respect,

Monsieur le Ministre,

Vos très humbles et très obéissans serviteurs,

P. GAIMARD. — A. GERARDIN.

FIN.

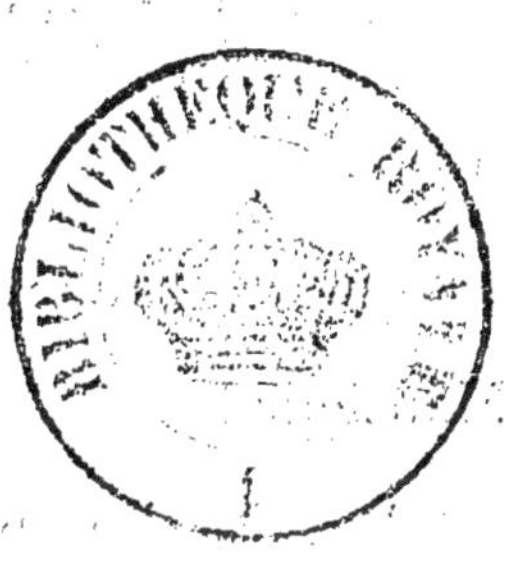

TABLE

DES

MATIÈRES.

LETTRES ADRESSÉES

A MONSIEUR LE COMTE D'ARGOUT.

FIN DE LA TABLE DES MATIÈRES.

www.ingramcontent.com/pod-product-compliance
Ingram Content Group UK Ltd.
Pitfield, Milton Keynes, MK11 3LW, UK
UKHW031047260726
13965UKWH00006B/681

9 782013 555845